Nordic Walking

Effektives Ganzkörper-Training mit dem sanften Ausdauersport

Simon von Stengel / Holle Bartosch

NORDIC WALKING

EFFEKTIVES GANZKÖRPER-TRAINING MIT DEM SANFTEN AUSDAUERSPORT

COPRESS SPORT

Die Autoren

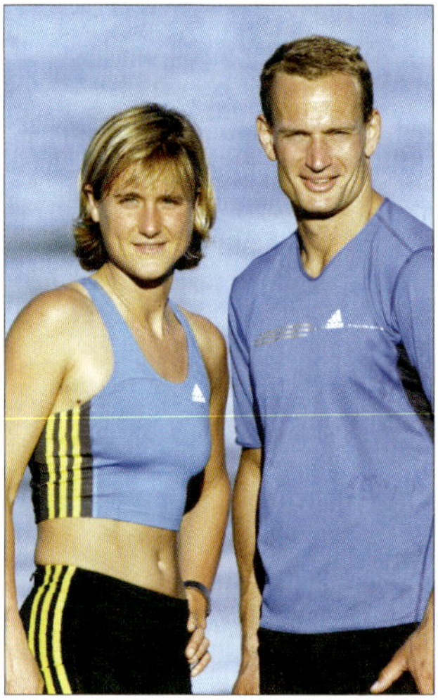

Simon von Stengel (geb. 1970) absolvierte die Ausbildung zum staatl. anerk. Physiotherapeuten und studierte Diplom Sportwissenschaft an der Universität Erlangen-Nürnberg. Er ist sowohl im Bereich Rehabilitation/Physiotherapie, als auch im Bereich Gesundheits-/Präventionssport sehr engagiert. Selbst leidenschaftlicher Ausdauersportler, richtet er Lauf- und Fitnessseminare aus. Als Nordic Walking Instructor hat er in den letzten Jahren im Rahmen von Kursen und Fitnessseminaren vielen Teilnehmern Freude an dieser jungen Sportart vermittelt.

Holle Bartosch (geb. 1971) studierte an der Universität München Diplom-Sportwissenschaft mit den Schwerpunkten Rehabilitation und Prävention. Sie ist begeisterte Ausdauersportlerin und erfolgreiche Triathletin. Als Nordic Walking Instruktor und Lauftrainer organisiert Sie Lauf- und (Nordic-) Walking Seminare und ist im Bereich Bewegungsanalyse und Laktatleistungsdiagnostik beschäftigt. Neben diesen Aktivitäten ist Sie Personal Fitness-Trainer, Rückenschultrainer und Gesundheitsberater.

Bibliografische Information Der Deutschen Bibliothek
Die Deutsche Bibliothek verzeichnet diese Publikation in der DeutschenNationalbibliografie; detaillierte bibliografische Daten sind im Internet über <http://dnb.ddb.de> abrufbar.

Produktion: VerlagsService Dr. Helmut Neuberger & Karl Schaumann GmbH, Heimstetten
Titelfoto sowie Fotos Innenteil: Frank Boxler
Grafik: Anneli Nau, München

2. durchgesehene Auflage 2004

Printed in Spain
ISBN 3-7679-0846-8
www.copress.de

Inhalt

Vorwort

Nordic Walking hat sich in den letzten fünf Jahren in Skandinavien zu einem beliebten Volkssport entwickelt. Besonders in Finnland boomt diese junge Sportart. Jeder fünfte Finne betreibt inzwischen diese Variante des »klassischen Walkings«.

In Deutschland steckt Nordic Walking noch in den Kinderschuhen. Noch wird man als Nordic Walker in den Stadtparks oder hiesigen Wäldern als Exot betrachtet. Es ist jedoch nur noch eine Frage der Zeit, wann diese Bewegungsform auch in Deutschland den Durchbruch auf breiter Ebene schaffen wird. Denn Nordic Walking ist hinsichtlich der gesundheitlichen Wirkungen und der Effektivität kaum zu übertreffen. Kaum eine andere Sportart spricht eine derartig große Zielgruppe an wie Nordic Walking. Es ist für den (Sport-) Anfänger, der einen sanften Einstieg in ein »bewegteres Leben« sucht in gleicher Weise geeignet wie für den ambitionierten Sportler, für den Nordic Walking eine Bereicherung seines Trainings darstellt. Die Mehrheit derer, die mit Nordic Walking beginnen (80 Prozent), sind Sport-Neueinsteiger oder -Wiedereinsteiger. Sie finden mit Nordic Walking eine Sportart, mit der Sie von der ersten Sekunde an mit Leichtigkeit und Freude in ein Leben mit mehr Bewegung und damit Gesundheit und Leistungsfähigkeit zurückfinden.

Dieses Buch soll dazu beitragen, die Popularität von Nordic Walking auch in Deutschland zu fördern, damit auch hierzulande mehr Menschen in den Genuss dieser faszinierenden Sportart kommen. Ferner vermittelt es die nötigen theoretischen Grundlagen, die es ermöglichen, von Anfang an alles richtig zu machen und damit die positiven Effekte dieser Bewegungsform voll auszuschöpfen.

Die Autoren, im Januar 2004

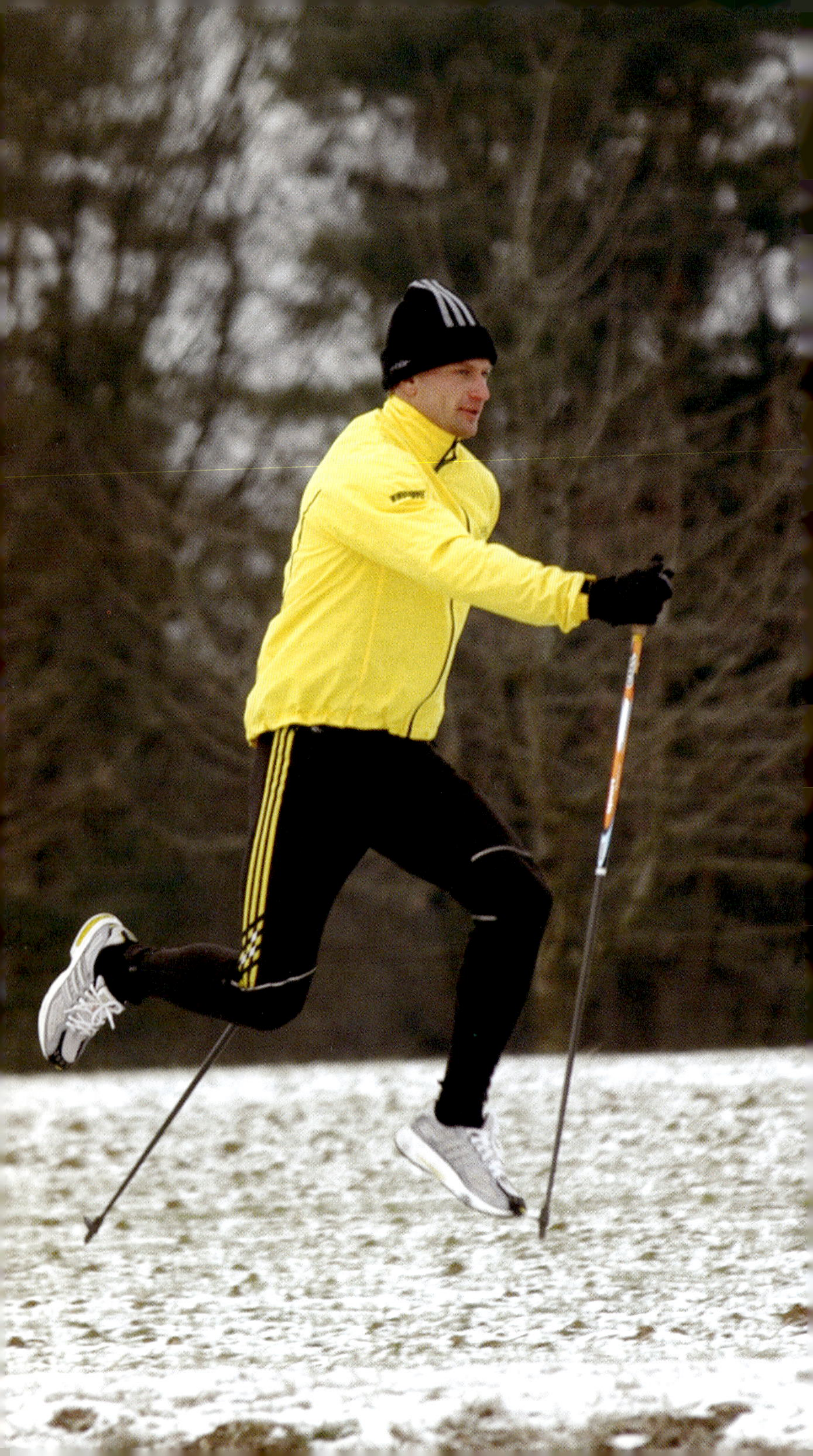

Kapitel 1: Nordic Walking – der Trendsport

Langläufer kennen das Geheimnis

Sicherlich haben Sie schon davon gehört: Langlaufen ist die Gesundheitssportart par excellence. Man gleitet sanft, ohne Stoßbelastungen über den Schnee, wobei die Bein-, Arm-, und Rumpfmuskulatur gleichzeitig für den Vortrieb arbeiten. 90 Prozent der Muskeln sind beim Langlaufen im Einsatz und sorgen dafür, dass der Stoffwechsel auf Hochtouren läuft. Die Muskulatur des gesamten Körpers wird gleichzeitig gestählt und das Herz-Kreislauf-System effektiv trainiert. Beim Langlaufen tanken Sie in Windeseile Leistungsfähigkeit und Gesundheit. Aber mal ehrlich! Wann hat es bei Ihnen zuletzt geschneit?

Nordic Walking – die Ganzjahressportart

Jetzt eine gute Nachricht: Sie können alle positiven Effekte des Langlaufens auch im Sommer voll ausschöpfen. Ohne Schnee und Ski, ohne kalte, nasse Füße: mit Nordic Walking.

! Der Begriff leitet sich vom englischen Wort für Skilanglauf »Nordic-Skiing« ab. Nordic Walking ist eine Variation des Walking, wobei wie beim Langlaufen speziell für diese Sportart entwickelte Stöcke für ein Ganzkörpertraining mit unglaublicher Effektivität sorgen.

Schon in den 50er Jahren des 20. Jahrhunderts versuchten Leistungssportler aus dem Bereich Langlauf, Biathlon und der nordischen Kombination, mit Langlaufstöcken und verschiedenen Laufvariationen die Sommertrainings-

Linke Seite: Nordic Walking wurde aus dem Sommertraining von Langläufern entwickelt. Dieser beinhaltet Lauf- und Sprungvariationen mit Stöcken

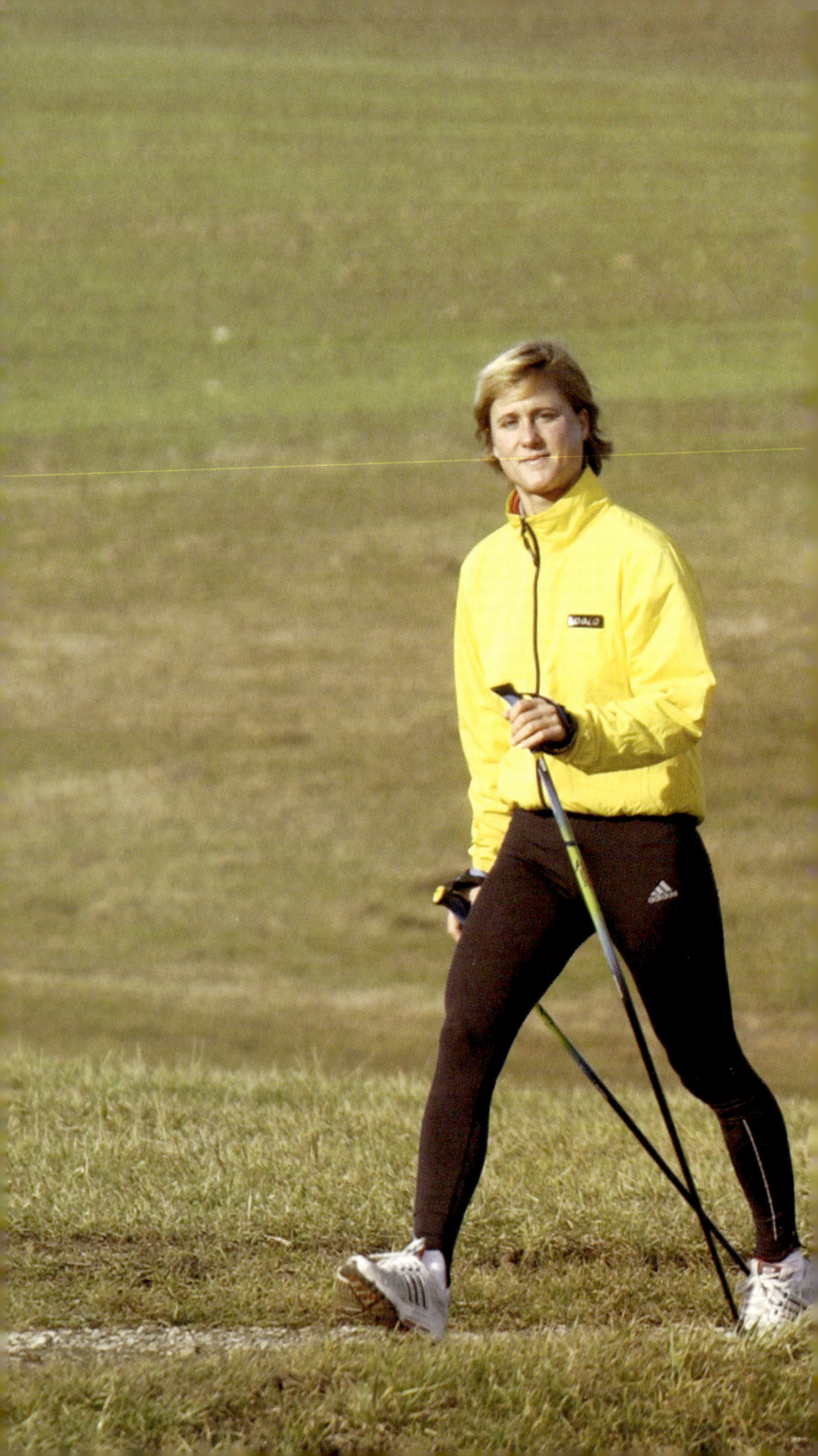

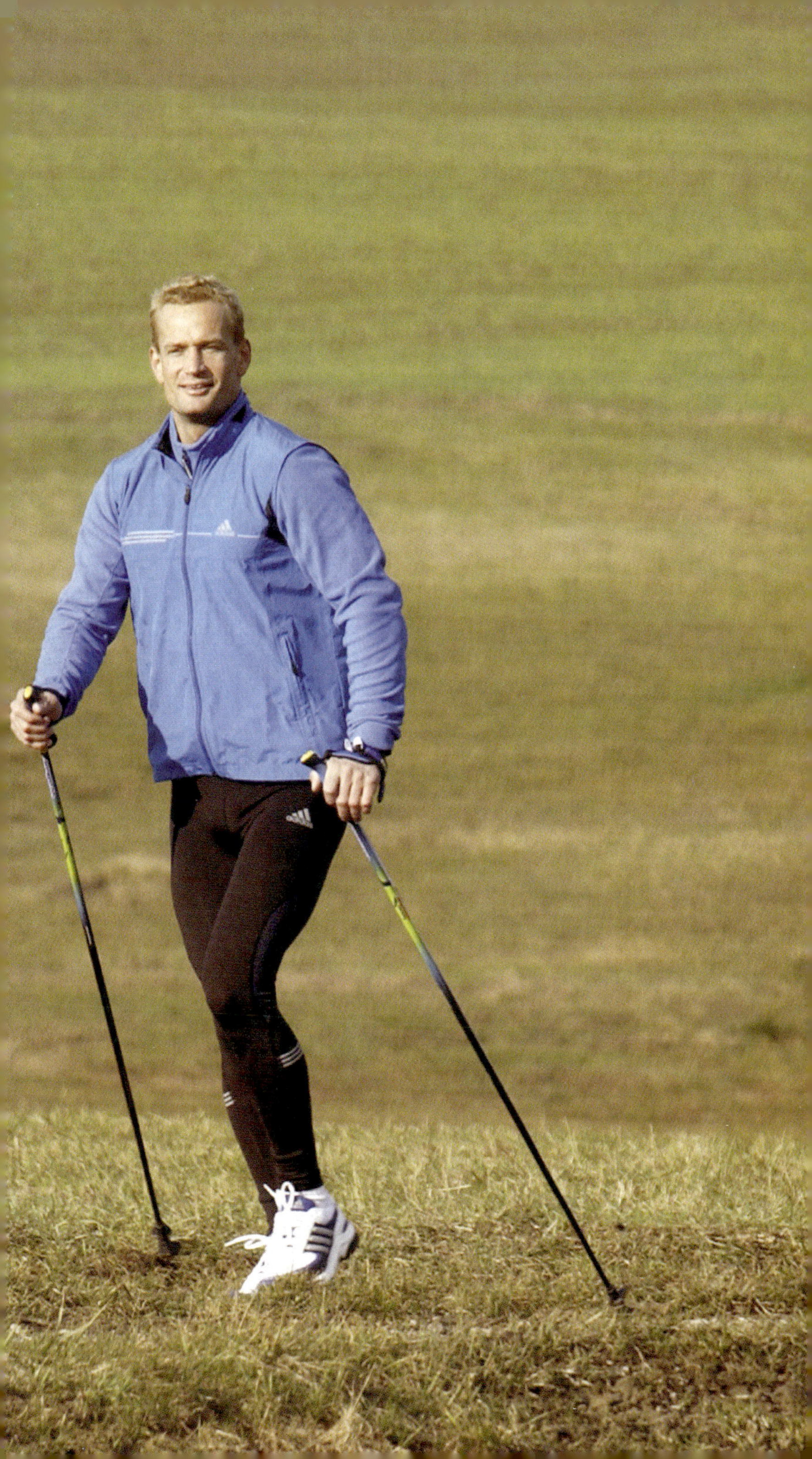

pause zu verkürzen. Die Athleten trainierten mit dieser Methode sportartspezifisch Kraft und Ausdauer der Beine, der Arme und des Oberkörpers und konservierten so ihren Trainingszustand über die schneelose Zeit.

Aus dieser Sommertrainingsmethode der Spitzenathleten wurde in Finnland, unterstützt durch neue technische Errungenschaften der Stockindustrie, eine neue Trendsportart entwickelt. Im Frühjahr 1997 wurde Nordic Walking als neue Disziplin in Finnland vorgestellt. Seitdem hat sich diese junge Sportart in Skandinavien explosionsartig ausgebreitet. Heute, sechs Jahre später, betreiben allein in Finnland ca. eine Million Menschen (20 Prozent der Gesamtbevölkerung) regelmäßig »sauvakävely«, wie die Finnen diesen Ganzjahressport bezeichnen.

Der Nordic-Walking-Virus ist dabei, sich epidemieartig in Richtung Süden auszubreiten und macht auch vor Deutschland, Österreich und der Schweiz nicht Halt. Das ist jedoch kein Grund zur Beunruhigung. Denn bricht auch bei Ihnen das Nordic-Walking-Fieber aus, so haben Sie nichts Schlimmes zu befürchten. Ganz im Gegenteil: Dieser Virus macht gesund und glücklich.

Inzwischen sind auch die Skeptiker, die anfangs Nordic Walking noch belächelt haben, verstummt. Denn die Ergebnisse einer Reihe wissenschaftlicher Untersuchungen sprechen für sich.

! Kaum eine andere Sportart bietet eine derartige Effektivität, ist vergleichbar risikofrei und von jedermann überall leicht auszuführen.

Bemerkungen wie »Haben Sie wohl Ihre Ski vergessen?« muss man sich als Nordic Walker von Passanten leider noch manchmal anhören. Doch es ist nur noch eine Frage der Zeit, bis die Nordic Walker auch in Deutschland zum normalen Bild der Stadtparks gehören.

Nordic Walking beherbergt ein riesiges Potential, denn hier kommt jeder auf seine Kosten, ganz egal ob alt oder jung, ob »Couchpotatoe« oder ambitionierter Sportler. Jeder kann sich optimal belasten. Und es macht einfach riesigen Spaß.

Vorhergehende Doppelseite: Beim Nordic Walking können Sie die Vorteile des Langlaufens das ganze Jahr über voll ausschöpfen.

Kapitel 2: Bewegung – die kostenlose Lebensversicherung

Ein Land voller Bewegungsmuffel

In unserer Industrienation haben die meisten Menschen eine sitzende Tätigkeit. Das heißt sie klemmen jeden Tag mindestens acht Stunden hinter ihren Schreibtischen, meist mit gekrümmtem Rücken, hängenden Schultern und Stress im Nacken. Den restlichen Tag verbringt die Mehrzahl dieser Menschen dann im Auto, auf dem Sofa, im Aufzug oder im Bett.

Selbst die »körperlichen Berufe« sind heutzutage durch einseitige Haltung und einseitige Belastungen, meist in Verbindung mit wenig Bewegung, gekennzeichnet.

Auch mit der sportlichen Aktivität ist es bei den Deutschen nicht weit her. Eine Studie hat ergeben, dass nur jeder 10. Deutsche in einem Umfang Sport betreibt, bei dem ein gesundheitspräventiver Nutzen zu erwarten wäre.

Was glauben Sie? Ist der Mensch, wie er sich im Laufe der Evolution entwickelt hat, für diesen Lebensstil geschaffen? Wohl kaum. Der menschliche Organismus ist für ein Mindestmaß an Bewegung ausgerichtet. Phylogenetisch betrachtet wurde unser Körper zum Laufen, Rennen, Springen und Klettern konzipiert.

»Use it or loose it«

Ein einfaches Gesetz der Natur lautet: »Use it or loose it.« – »Gebrauch es oder verliere es.« Sie müssen demnach Ihre Organe und Körperstrukturen beanspruchen, damit diese Ihnen in voller Funktion und Leistungsfähig-keit erhalten bleiben. Tun Sie das nicht, dann werden sie schwächer und verkümmern. Vielleicht haben Sie ja schon einmal erlebt, wie die Muskulatur abbaut, wenn ihr Bein sechs Wochen lang in einem Gips ruhig gestellt wird.

Umgekehrt lassen sich Organe und Strukturen hinsichtlich Ihrer Funktion verbessern, wenn man Sie beansprucht. Die Muskulatur wird kräftiger

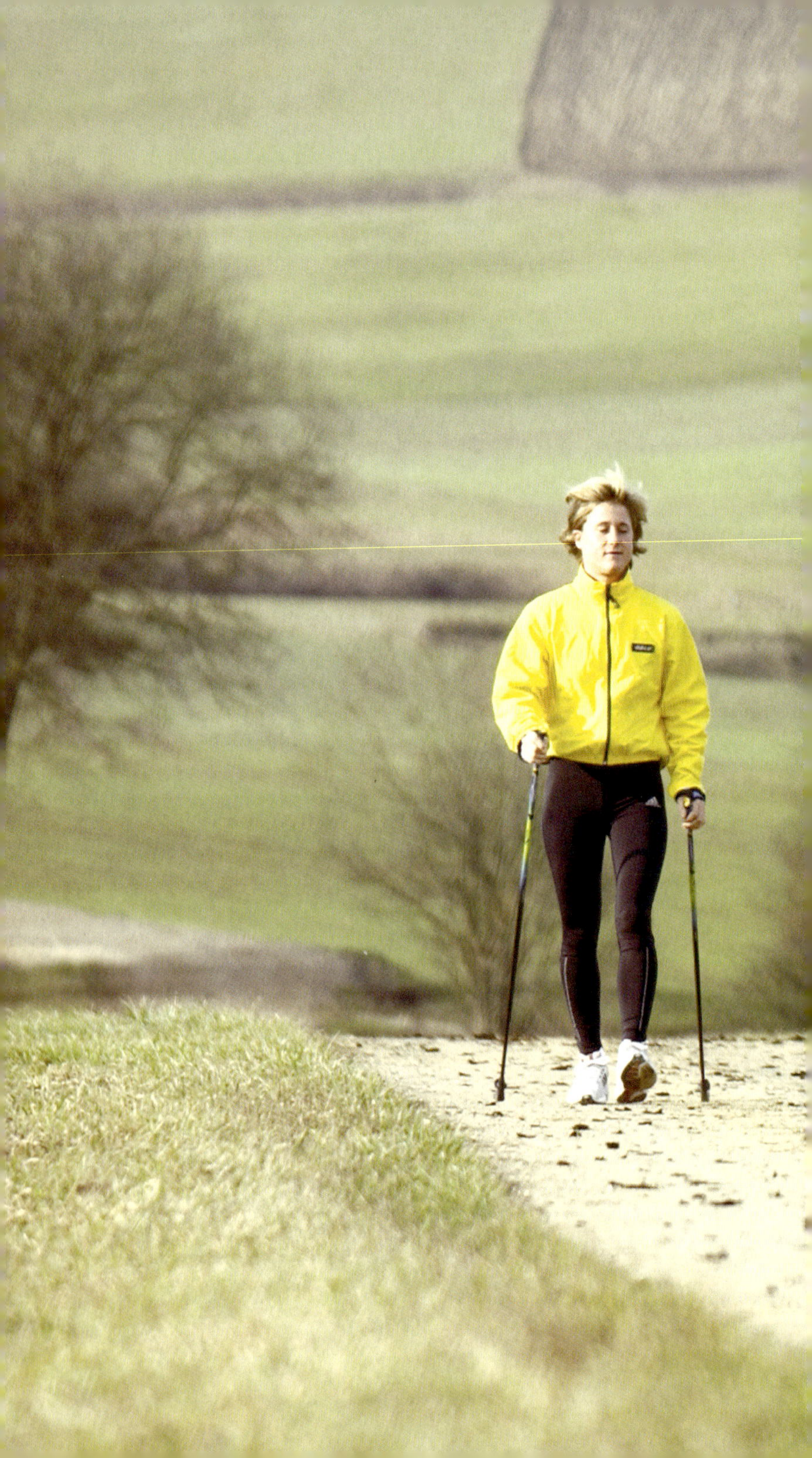

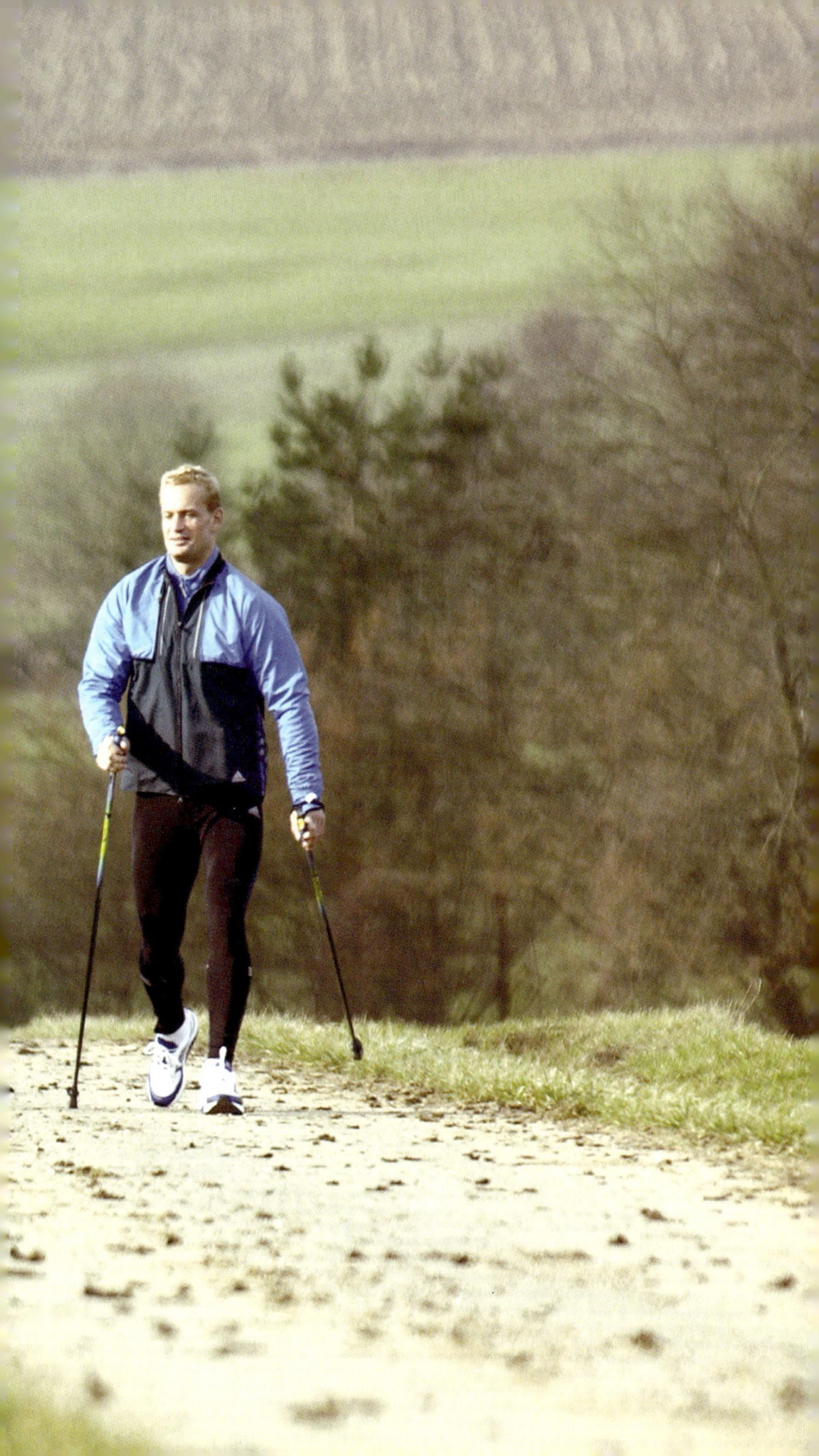

und wächst, wenn man sie trainiert. Das gleiche passiert mit allen anderen Körperstrukturen, wenn man sie beansprucht. Knochen werden fester, sie bauen Knochenmasse auf und verbessern ihre Mikroarchitektonik. Sehnen und Bänder reagieren, indem sie stärker und elastischer werden. Die Gelenkknorpel werden dicker und saftiger, die Gelenke belastbarer. Das Herz schlägt ökonomischer und wird kräftiger. Der Stoffwechsel verbessert sich und schaltet auf hochtourig um. Spätestens jetzt sollten Sie hellhörig werden, denn das gilt auch für den Fettstoffwechsel.

❗ Doch wenn Sie Ihren Körper zu sehr strapazieren, geht der Schuss nach hinten los. Dann schwächen Sie Ihren Organismus, überlasten Strukturen, schaden Ihrem Immunsystem und überlasten Muskeln und Herz. Sport ist eben nur so gesund, wie er betrieben wird.

Durch unsere modernen Lebensumstände wird der Organismus nicht mehr ausreichend beansprucht. Denn der Weg zwischen Sofa und Schreibtisch reicht nicht aus, um den Körper bei Laune zu halten. Die Organe verkümmern, die Gesundheit schwindet und Zivilisationskrankheiten machen sich breit. Einseitige Haltungen und Belastungen im Alltag führen wiederum zu Überlastungen unseres Körpers.

Jeden Tag, den Sie ausschließlich sitzend verbringen, verliert das Herz an Leistungsfähigkeit, baut die Muskulatur ab, werden die Knochen morscher und Fett legt sich an Bauch und Hüften ab. Jedes Pfund Fett, das den Zeiger Ihrer Waage einen Ruck nach rechts machen lässt, drückt auf Ihre Gelenke und Ihre Seele und macht Sie krank.

Fett lagert sich in den Adern ab. Werden die Gefäße durch arteriosklerotische Ablagerungen zunehmend verengt, so werden die Organe nicht mehr ausreichend mit Sauerstoff versorgt. Im schlimmsten Fall verschließt sich ein Gefäß durch einen Blutpfropf ganz. Das endet dann mit einem Herzinfarkt oder Schlaganfall. In Deutschland sind jährlich etwa 300 000 Menschen von einem Herzinfarkt betroffen und 150 000 Menschen erleiden einen Schlaganfall.

Auch Stoffwechselerkrankungen, wie Diabetes Mellitus, werden hauptsächlich durch Bewegungsmangel und Fehlernährung verursacht. Alleine in Deutschland sind etwa fünf Millionen Menschen vom Altersdiabetes betroffen und leiden an einem erhöhtem Blutzuckerspiegel, der an den Gefäßwänden nagt, Nerven zerstört und die Nieren schädigt.

Unsere Gesellschaft wird immer kränker, die Kosten im Gesundheitswesen explodieren und fressen riesige Löcher in den Haushalt der Krankenkassen. Doch aufgepasst: Das müsste nicht sein. Denn jeder zweite Herzinfarkt und jeder zweite Fall von Diabetes Mellitus wäre vermeidbar. Doch dazu später mehr.

Vorhergehende Doppelseite: Regelmäßiges Nordic Walking stärkt den gesamten Körper und steigert die Leistungsfähigkeit.

Die Wunderpille

Was in unserer Gesellschaft der Bewegungsmuffel fehlt, ist eine Wunderpille. Das wäre die Lösung aller Probleme. Eine Pille, die Blutdruck und Blutfette reduziert, die die Gefäße wieder freiputzt und so Herzinfarkt und Schlaganfall verhindert. Eine Pille, die den Stoffwechsel auf Hochtouren bringt und Ihnen so zu Ihrer Traumfigur verhilft, die die Muskeln wieder wachsen lässt und Ihnen Kraft und Dynamik verleiht. Eine Pille, die Ihr Immunsystem aufpeppt, so dass Sie jeder Erkältungswelle trotzen und die Sie gesund und voller Leistungsfähigkeit altern lässt.

Und jetzt die Neuigkeit: Diese Pille gibt es schon längst. Nur die wenigsten nehmen sie regelmäßig ein.

! »Allgemeine aerobe Ausdauer« heißt die Zauberformel. Übersetzt heißt das: Bewegung großer Muskelgruppen im Sauerstoffüberschuss über einen längeren Zeitraum, wie dies beim Jogging, Walken und Fahrradfahren der Fall ist. Oder eben beim Nordic Walking.

Mittlerweile belegt eine Vielzahl groß angelegter Studien die Wirksamkeit von Ausdauersportarten wie Nordic Walking. In Amerika werden zum Beispiel seit 1976 ca. 100 000 Krankenschwestern genau unter die Lupe genommen. Diese »Nurses Health Studie« ergab unter anderem, dass sich durch entsprechende körperliche Aktivität das Risiko für Diabetes Mellitus und Herzinfarkt nahezu halbieren lässt.

Mit folgenden gesundheitlichen Wirkungen können Sie rechnen, wenn Sie regelmäßig Ihre Nordic Walking Stöcke schwingen; das ist wissenschaftlich nachgewiesen:

- Halbierung des Herzinfarktrisikos,
- Halbierung des Risikos für Diabetes Mellitus,
- Reduzierung des Brustkrebsrisikos um 20 Prozent,
- Reduzierung der Häufigkeit anderer Krebsarten, wie Darmkrebs,
- Verbesserung der Immunabwehr,
- Reduzierung der Häufigkeit von Impotenz,
- Halbierung der Wahrscheinlichkeit, im Alter pflegebedürftig zu werden.

Nordic Walking – die bessere Alternative

Sie wissen selbst, dass Ihnen etwas mehr körperliche Aktivität nicht schaden könnte, dass Sie mehr für Ihren Körper, für Fitness und Wohlbefinden tun sollten? Sie haben es sich auch schon des öfteren vorgenommen? Aber ... Laufen ist ihnen zu anstrengend – schon nach wenigen Metern kommen Sie aus der Puste? Walking ist Ihnen zu langweilig? Und beim Radfahren spielt wieder einmal das Wetter nicht mit? Dann kommt Nordic Walking gerade richtig für Sie:

❗ Diese junge Sportart ist deutlich effektiver als Walking und Fahrradfahren und ist im Gegensatz zum Jogging mit keinen Risiken behaftet.

Sie können diese Sportart, bei Wind und Wetter betreiben, und sie ist für jedermann in gleichem Maße geeignet, ganz gleich ob Anfänger oder Sportskanone, ob dick oder dünn, alt oder jung. Kurzum: Nordic Walking lässt keine Ausrede mehr gelten, nicht einmal, wenn der Rücken oder die Gelenke schmerzen.

Kapitel 3: Vital und gesund mit Nordic Walking

Nordic Walking ist die Gesundheitssportart schlechthin und übertrifft hinsichtlich gesundheitlichem Nutzen und Effektivität andere Sportarten bei weitem.

Maximieren Sie Ihr Arbeitskapital

Das kennen Sie aus der Finanzwelt: Je mehr Kapital Sie für sich arbeiten lassen, desto größer ist Ihr Gewinn. Deshalb werden die Reichen immer reicher. Genau so verhält es sich bei körperlicher Aktivität: Je mehr Muskeln Sie gleichzeitig einsetzen, desto gewinnbringender ist eine Bewegungsform.

! Beim Nordic Walking arbeiten nicht nur Beinmuskeln, wie bei den »Halbkörpersportarten« Fahrradfahren, Walking und Laufen. Durch die Verwendung der Stöcke setzen Sie Muskelpartien des Oberkörpers ein, die sonst vernachlässigt werden, wie Arm-, Rücken-, Brust- und Schultermuskulatur.

Sie schalten gewissermaßen von »Zweirad-« auf »Allradantrieb« um. 90 Prozent aller Muskeln sind beim Nordic Walking gleichzeitig im Einsatz und sorgen dafür, dass das Herz auf Trab kommt und der Kalorienverbrauch in die Höhe schnellt. Beim Walking und Laufen sind es nur 70 Prozent, beim Fahrradfahren sogar nur 50 Prozent. Nordic Walking ist eben Walking mit Turboeffekt.

Nordic Walking – ein Ganzkörpertraining

Träumen Sie von einer schlanken Figur, einer kräftigen, wohldefinierten Muskulatur, haben aber keine Lust auf Fitnessstudio, haben dafür zu wenig Zeit oder finden es eintönig?

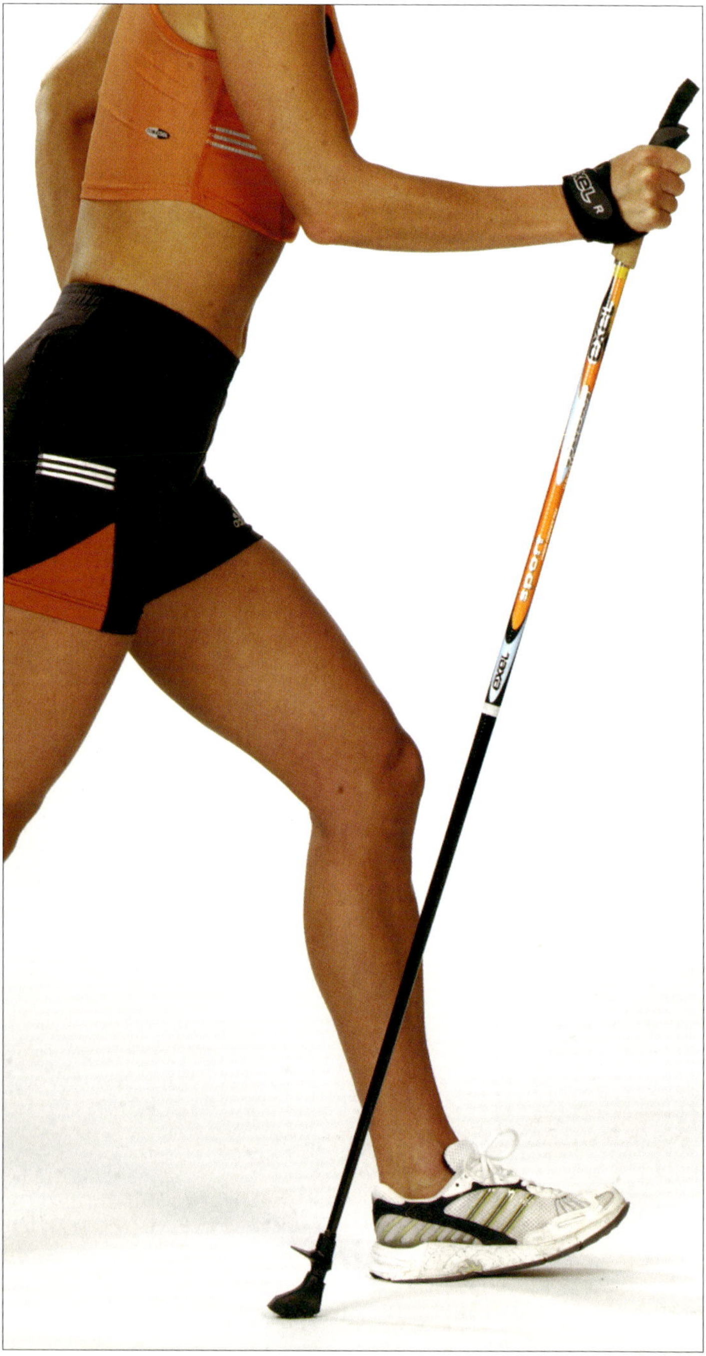
exel
sport

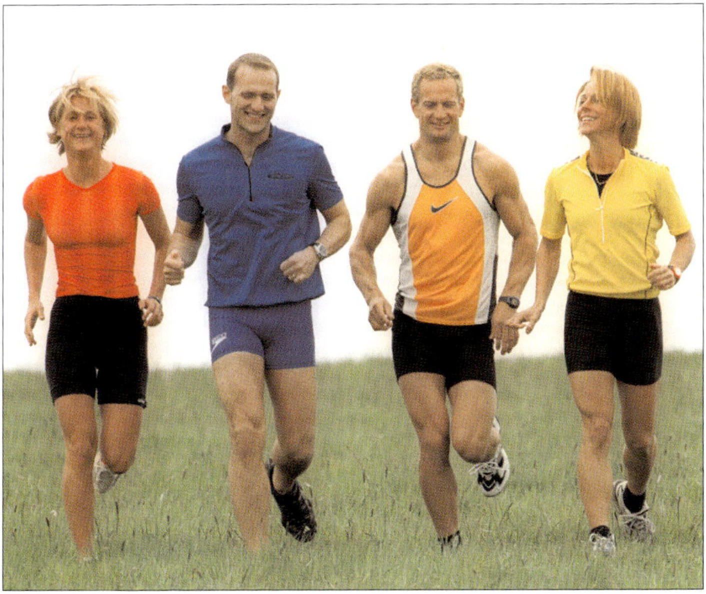

Laufen und Walking beanspruchen überwiegend die Beinmuskulatur.

Dann versuchen Sie es einmal mit Nordic Walking. Beim Nordic Walking stählen Sie nicht nur Ihre Beinmuskulatur. Auch die im Alltag meist vernachlässigte Muskulatur des gesamten Oberkörpers wird wieder kräftiger und ausdauernder. Mit einem kräftigen Abdruck von den Stöcken trainieren Sie die rückwärtige Arm-, die Brust-, Schulter-, Rücken- und Bauchmuskulatur. Ihre Stöcke ersetzen ein zeitraubendes Ganzkörper-Workout in einem Studio.

! Wenn Sie zusätzlich in das Nordic-Muskel-Workout auf S. 110 reinschnuppern, dann können Sie sich den Jahresbeitrag für ein Fitnessstudio durchaus sparen.

Die Zauberformel gegen Rückenschmerzen

Sitzend verkümmern und verkürzen die Muskeln, die Bandscheiben dörren aus und die Haltung verschlechtert sich. Das Ende vom Lied sind muskuläre Verspannungen, Rücken- und Kopfschmerzen.

Linke Seite: Beim Nordic Walking sind Arm- und Beinmuskeln gleichermaßen im Einsatz und werden »gestählt«.

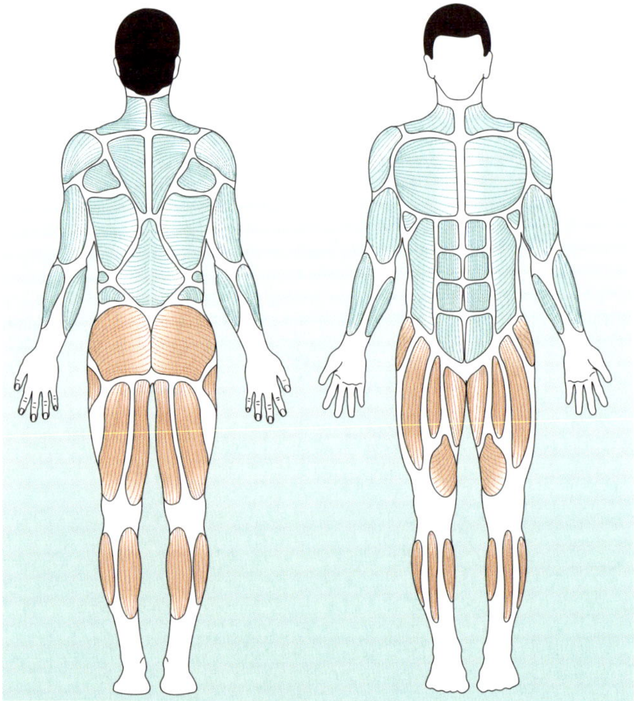

Beanspruchte Muskelgruppen (rot) beim Walking

70 Prozent der Muskulatur ist aktiv. Die muskuläre Beanspruchung beschränkt sich überwiegend auf die untere Extremität.

Nordic Walking stellt einen idealen Ausgleich zur einseitigen Alltagsbelastung dar. Mit Nordic Walking bringen Sie Ihre verspannten Muskeln wieder auf Vordermann. Die Muskeln werden gekräftigt, durchblutet und gelockert. Sie trainieren besonders die Muskulatur des oberen Rückens und hinteren Schultergürtels, die bei den meisten abgeschwächt ist. Sie gewinnen Körperspannung und Ihre Haltung verbessert sich.

Verkürzte Muskeln hingegen, wie zum Beispiel die Brustmuskulatur, werden durch die großräumige Bewegung der Arme in die Länge gezogen und gelockert.

! Nordic Walking ist eine effektive Waffe gegen Verspannungen und Rückenschmerzen. Das belegt eine Studie aus Finnland: Bei Frauen, die eine sitzende Tätigkeit am Computer haben und über massive Beschwerden im Schulter-Nacken-Bereich klagten, führte regelmäßiges Nordic Walking dazu, dass bei über der Hälfte der Teilnehmerinnen die Beschwerden verschwanden.

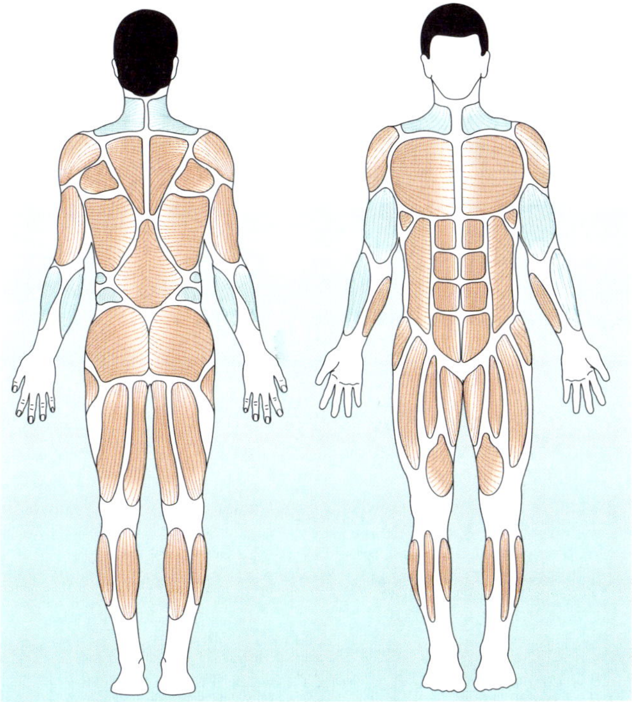

Beanspruchte Muskelgruppen (rot) beim Nordic Walking

90 Prozent der Muskulatur wird aktiviert. Neben der Beinmuskulatur ist die gesamte Arm- und Oberkörpermuskulatur im Einsatz.

Auch die Beweglichkeit der Hals- und Brustwirbelsäule verbesserte sich bei den Bürodamen signifikant.

Verantwortlich für den schmerzlindernden Effekt von Nordic Walking ist die rhythmische Armarbeit. Durch den Wechsel von An- und Entspannung werden die Muskeln durchblutet und gelockert.

Leiden Sie öfters unter Rückenschmerzen? Dann sollten Sie zusätzlich die Übungen des Nordic Muskelworkouts (S. 110) für Bauch und Rücken beherzigen, denn ein Muskelpanzer schützt vor Rückenschmerzen.

! Eine gute Rücken- und Bauchmuskulatur stabilisiert und führt die Wirbelsäule. Sie sorgt für eine gute Haltung und ein starkes, belastbares Kreuz.

Rückenschmerzen können Ihre Ursache auch in muskulären Verkürzungen haben. Diese beheben Sie mit Dehnübungen (S. 97).

Die Bandscheibe lebt von der Bewegung

Bandscheiben sind gefäßlos. Sie werden nicht wie andere Gewebe über das Blut mit Nährstoffen versorgt. Bei Druck wird Flüssigkeit aus den Bandscheiben hinausgepresst, bei Entlastung wird Flüssigkeit mit Nährstoffen und Sauerstoff hineingesaugt. Sie können sich das vorstellen wie bei einem nassen Schwamm, den Sie ausdrücken und der sich wieder mit Wasser voll saugt. So werden die Bandscheiben ernährt. Und was machen Sie? Sie sitzen Ihre Bandscheiben platt, schneiden sie von der Nähr- und Sauerstoffzufuhr ab und lassen sie ausdörren. Bewegen Sie sich, dann werden Ihre Bandscheiben ausreichend mit Nährstoffen versorgt und leben länger.

Fatburner mit Turboeffekt

Die Konturen verwaschen und der Hosenknopf geht nicht mehr zu. Wer kennt das nicht? Fett macht sich breit, verdrängt die gute Figur, die gute Laune und die Gesundheit und macht einem das Leben schwer. Sie haben auch schon viel dagegen unternommen mit Trennkost, Null-Diät und Enzymkur? Und hat's geklappt?

Warum Diäten nicht funktionieren

Abnehmen ohne Bewegung, das ist jeden Tag auf's Neue ein Kampf, aus dem Sie als Verlierer herausgehen. Sie zählen jede Kalorie und gehen mit knurrendem Magen durch den Tag. Sie schleichen sich im Supermarkt an der Süßwarenabteilung vorbei und müssen ständig nein sagen. Mit solchen Gedanken wird das Leben schwer und die Laune schlecht. Aber was tut man nicht alles auf dem Weg zur Traumfigur. Das Traurige ist nur:

Eine Diät ohne Bewegung funktioniert nicht, denn in schlechten Zeiten schaltet Ihr Körper sofort auf Sparflamme um. Er fährt den Stoffwechsel runter und spart besonders bei den Fetten. Stattdessen verheizt er körpereigene Strukturen, greift die Muskulatur an und nagt am Immunsystem. Auf der Waage werden Sie zwar leichter, aber verloren haben Sie hauptsächlich Muskulatur und Wasser. Fett leider kaum.

Kurz nach der Diät ist das Gewicht sofort wieder auf den Hüften, denn der Körper läuft immer noch auf Sparflamme und hortet gleichzeitig alles, was er bekommen kann, um auf eine erneute »Hungersnot« vorbereitet zu sein. Das ist der Jo-Jo-Effekt.

Rechte Seite: Nordic Walking verhilft Ihnen zu Ihrer Traumfigur. Sie schütteln überflüssige Pfunde ab und straffen den gesamten Körper.

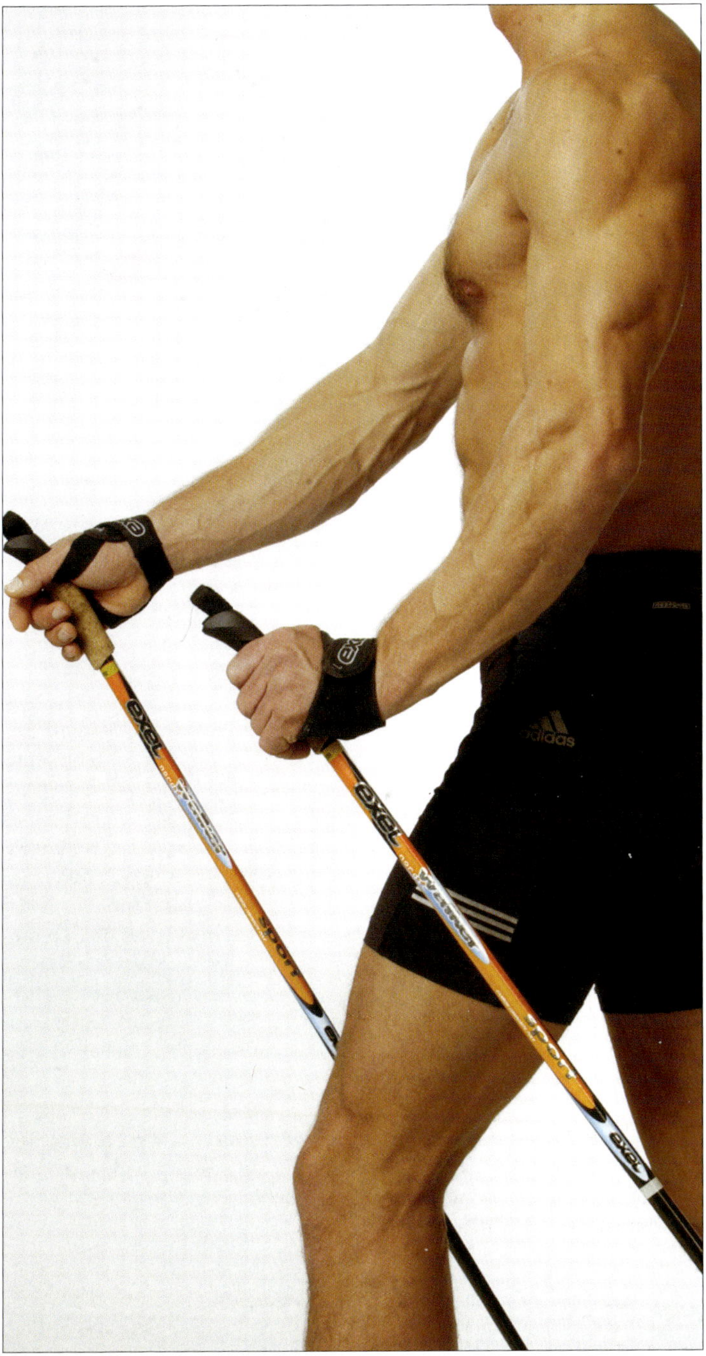
exel
sport
exel
sport
exel
adidas

Verbrennen Sie Ihre Fette

Wenn Sie sich von Ihren überflüssigen Pfunden trennen wollen, müssen Sie diese verbrennen. Fette werden nur in der Muskulatur in bedeutenden Mengen verbrannt, vorausgesetzt sie haben das nicht verlernt, was häufig leider der Fall ist. Denn für das bisschen Arbeit, das den Muskeln täglich abverlangt wird, reicht ihnen Zucker als Energielieferant aus. Fette werden am Schreibtisch sitzend vom Muskel nicht angetastet. Mit der Zeit verlernt der Muskel Fette zu verbrennen, er verliert die fettverbrennenden Enzyme, dann können Sie gar nicht mehr abnehmen.

Wenn Sie große Muskelgruppen regelmäßig über einen längeren Zeitraum arbeiten lassen, wie dies beim Nordic Walking der Fall ist, erwecken Sie Ihre Fettverbrennung wieder zum Leben. Sie verbrennen dann nicht nur während der Belastung Fette, sondern auch noch danach, wenn Sie Ihre Stöcke schon längst in die Ecke gestellt haben, denn der Ruhestoffwechsel ist nach der Nordic-Walking-Einheit noch bis zu zwölf Stunden lang erhöht.

Geben Sie den Fetten den Laufpass. Mit Nordic Walking verändern Sie Ihre Biochemie und bringen den Fettstoffwechsel auf Hochtouren. Folgende Anpassungen lassen Ihre überflüssigen Pfunde purzeln:

- Zunahme der Muskelmasse,
- Vermehrung fettverbrennender Enzyme,
- Vermehrung und Vergrößerung der Mitochondrien, der »Öfchen«, in denen die Fette verbrannt werden,
- Verbesserung der Mobilisation von Fetten aus den Fettzellen,
- Erhöhung des Grundumsatzes (bis zu zwölf Stunden).

Durch regelmäßiges Nordic Walking stellen Sie 90 Prozent Ihrer Muskulatur auf Fettverbrennung um. Durch die große eingesetzte Muskelmasse schnellen Stoffwechsel und Kalorienverbrauch in die Höhe.

! Eine Studie am Cooper Institut in Dallas hat ergeben, dass beim Nordic Walking der Kalorienverbrauch im Durchschnitt 20 Prozent höher ist als beim Walking ohne Stöcke bei gleicher Geschwindigkeit. Im Einzelfall sogar bis zu 46 Prozent, ohne dass die Probanden Nordic Walking als anstrengender empfanden.

Beim Nordic Walking arbeiten mehr Muskeln in einem niedrigeren Intensitätsbereich. Das fühlt sich angenehmer an, verbrennt mehr Kalorien und im Verhältnis deutlich mehr Fette.

Übergewichtige finden mit Nordic Walking den Einstieg in ein schlankes, bewegtes Leben. Die Armarbeit erleichtert die Bewegung und entlastet die Gelenke der unteren Extremitäten.

Rechte Seite: Mit Nordic Walking bringen Sie Ihren Fettstoffwechsel auf Hochtouren. Abnehmen geht dann wie von selbst.

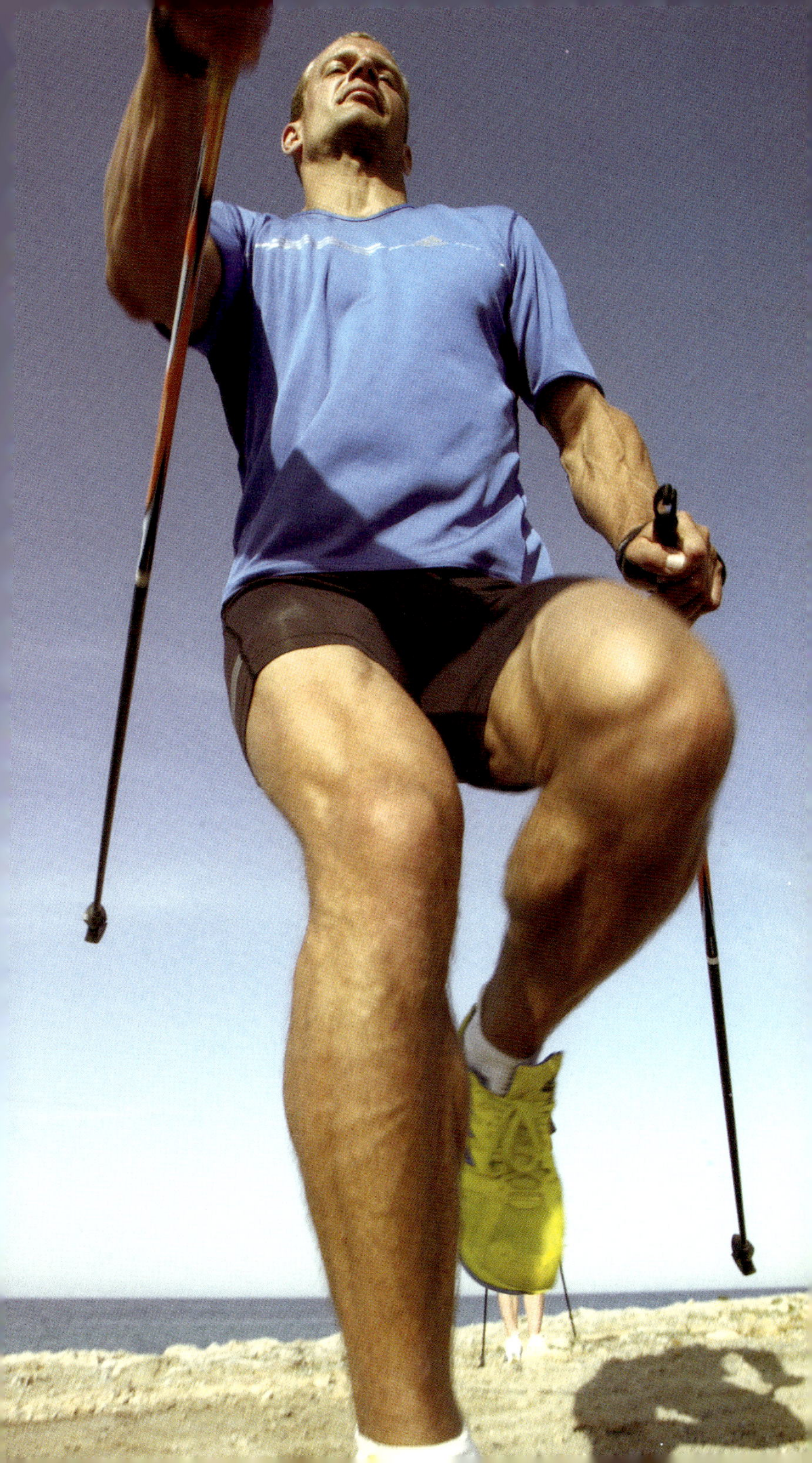

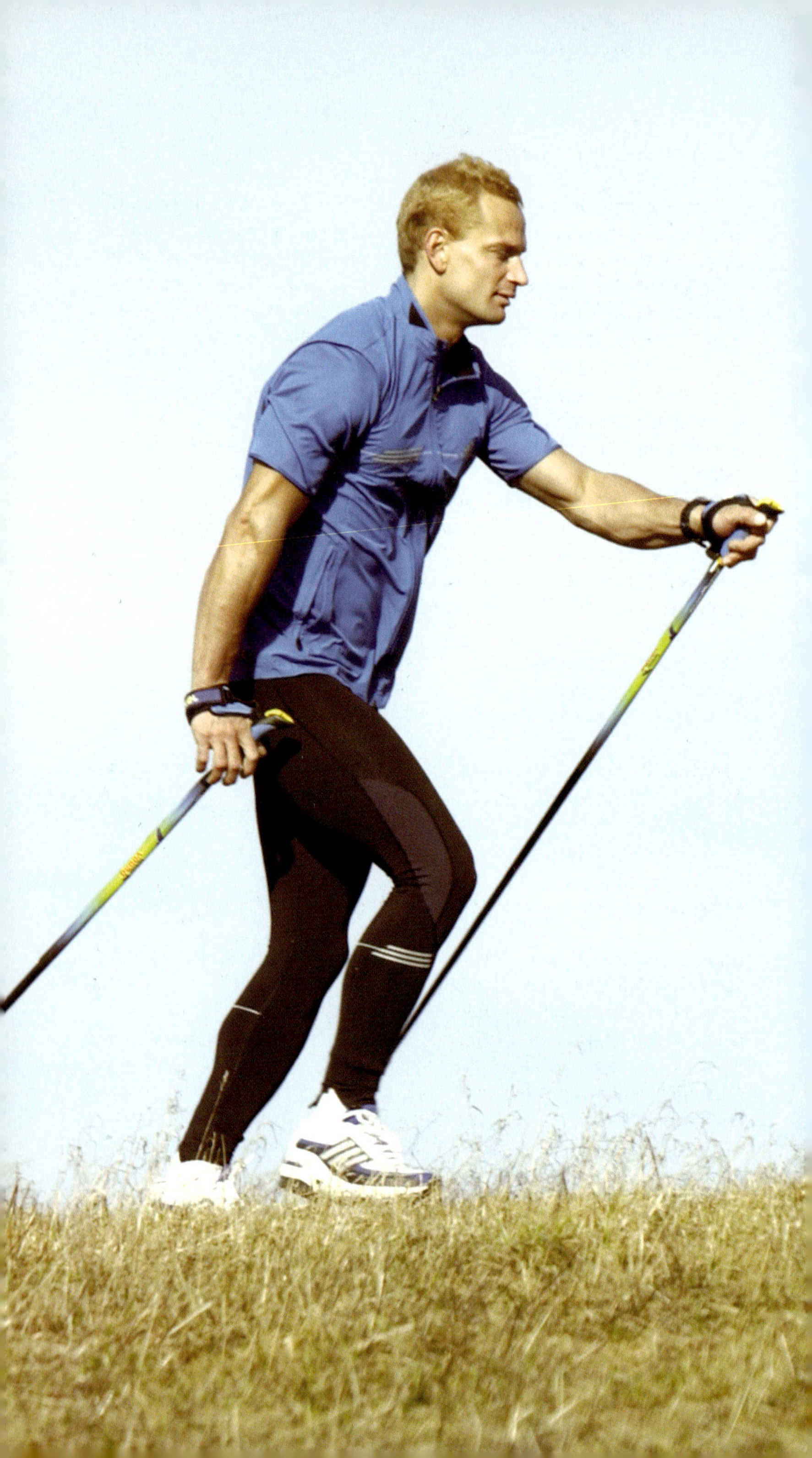

Streicheleinheiten für die Gelenke

Jogging stellt für die Gelenke eine hohe Belastung dar. Mit jedem Schritt werden die Gelenke mit dem dreifachen Körpergewicht belastet. Tragen sie ein paar Pfunde zuviel auf den Hüften oder sind Sie schon in einem fortgeschrittenen Alter, sollten Sie vorsichtig sein: Hier kann Jogging leicht zur Überlastung der Gelenke führen. Für Sie sind die sanften Bewegungsformen Walking und Nordic Walking besser geeignet. Beim Walking haben Sie eine deutlich geringere Belastung als beim Jogging, da Sie immer mit einem Fuß am Boden bleiben und so keine harte Landung abfangen müssen. Nur das Einfache des Körpergewichts trifft die Gelenke beim Aufsetzen der Ferse. Beim Nordic Walking wird durch den Stock-Armeinsatz die Belastung auf alle vier Extremitäten verteilt. Die Gelenke werden hierdurch zusätzlich um bis zu 30 Prozent entlastet. Die Belastung wird minimiert, Überlastungen sind fast ausgeschlossen. Ganz im Gegenteil: Viel Bewegung ohne hohe Belastung, das ist die Zauberformel für ein ewiges Leben der Gelenke. Beim Nordic Walking wird der Gelenkknorpel mit Nährstoffen durchflutet, er wird kräftiger und »saftiger«.

! Durch den gelenkentlastenden Effekt stellt Nordic Walking auch für Menschen mit Beschwerden am Knie-, Hüftgelenk oder an der Wirbelsäule eine ideale Bewegungsform dar.

Sprechen Sie in diesem Fall das Programm jedoch unbedingt mit Ihrem Arzt oder Physiotherapeuten ab.

Für die Kraft der zwei Herzen

Ohne Bewegung verkümmert das Herz. In der Sportmedizin spricht man von einem leistungsschwachen »Büroherz«. Dieses ist klein und schlägt unökonomisch mit hoher Frequenz. Ein »Büroherz« hat enge Herzkranzgefäße, die den Herzmuskel mäßig mit Sauerstoff versorgen. Lagern sich in diesen Äderchen Fette ab, wird es eng. Leicht verschließt sich dann eine Ader durch einen angeschwemmten Blutpfropf komplett und das Gewebe hinter dem Verschluss erstickt und stirbt ab. Das ist dann der Herzinfarkt.

Nordic walkend entwickeln Sie ein leistungsstarkes Herz. Das Herz arbeitet ökonomischer und schlägt langsamer mit einem größeren Schlagvolumen. Die Herzkranzgefäße werden dicker und es bilden sich neue kleine Äderchen.

Linke Seite: Beim Nordic Walking werden die Gelenke durch die Armarbeit bis zu 30 Prozent entlastet.

! Nordic Walking ist ein ideales Training für das Herz-Kreislauf-System. Mit den Stöcken bringen Sie Ihren Kreislauf auf Trab und den Puls auf ein Niveau, das die Leistungsfähigkeit Ihres Herz-Kreislauf-Systems optimal verbessert.

Eine Studie in Amerika an der Universität von Wisconsin hat ergeben, dass der Puls bei selbstgewähltem Wohlfühl-Tempo beim Nordic Walking im Durchschnitt um 16 Schläge höher ist als beim Walking ohne Stöcke. Wollen Sie beim Walking ein ähnliches Pulsniveau erreichen, müssen Sie einen gewaltigen Zahn zulegen. Junge und sportliche Menschen erreichen beim einfachen Walken ihren optimalen Pulsbereich überhaupt nicht.

Beim Nordic Walking kann man die Belastung gut dosieren, so dass jeder auf seine Kosten kommt. Als Anfänger laufen Sie nicht Gefahr, dass der Puls, wie beim Jogging, in die Höhe schnellt und Sie sich überlasten. Haben Sie hingegen schon eine gute Kondition aufgebaut, bringen Sie mit einer dynamischen Armarbeit den Puls leicht auf einen Wert, bei dem das Herz-Kreislauf-System optimal gestärkt und viele Kalorien verbrannt werden.

Nutzen Sie die Macht der Hormone

Im Laufe des Alters bauen Sie ab, verlieren Muskulatur und bekommen die ersten Fältchen. Schuld daran sind die Hormone, denn mit dem Alter versiegt die Hormonproduktion. Die Hormone regulieren den Auf- und Abbau aller Körperstrukturen. Machen sich im Laufe des Alters die anabolen Hormone, die für den Aufbau von Körperstrukturen verantwortlich sind, rar, dann überwiegen die Abbauprozesse. Sie denken, das ist der normale Lauf der Dinge und nennen es »natürlichen Alterungsprozess«?

Heute ist bekannt, dass sich die Hormonproduktion stimulieren lässt: Indem man die Muskeln arbeiten lässt.

! Nordic Walking und Krafttraining kurbelt die Produktion der aufbauenden Hormone Wachstumshormon und Testosteron, an und sorgen so für mehr Leistungsfähigkeit und Jugendlichkeit.

Das Wachstumshormon, auch »Human Growth Hormon« genannt, kennen Sie vielleicht schon aus der Presse als »Anti-Aging-Hormon«. Es ist der stärkste Fettverbrenner, den unser Körper kennt. Es lässt Muskeln wachsen, verjüngt die Gefäße, strafft die Haut und stärkt das Immunsystem.

Rechte Seite: Wenn Sie beim Nordic Walking Ihre Muskeln arbeiten lassen, stimulieren Sie die Hormonproduktion.

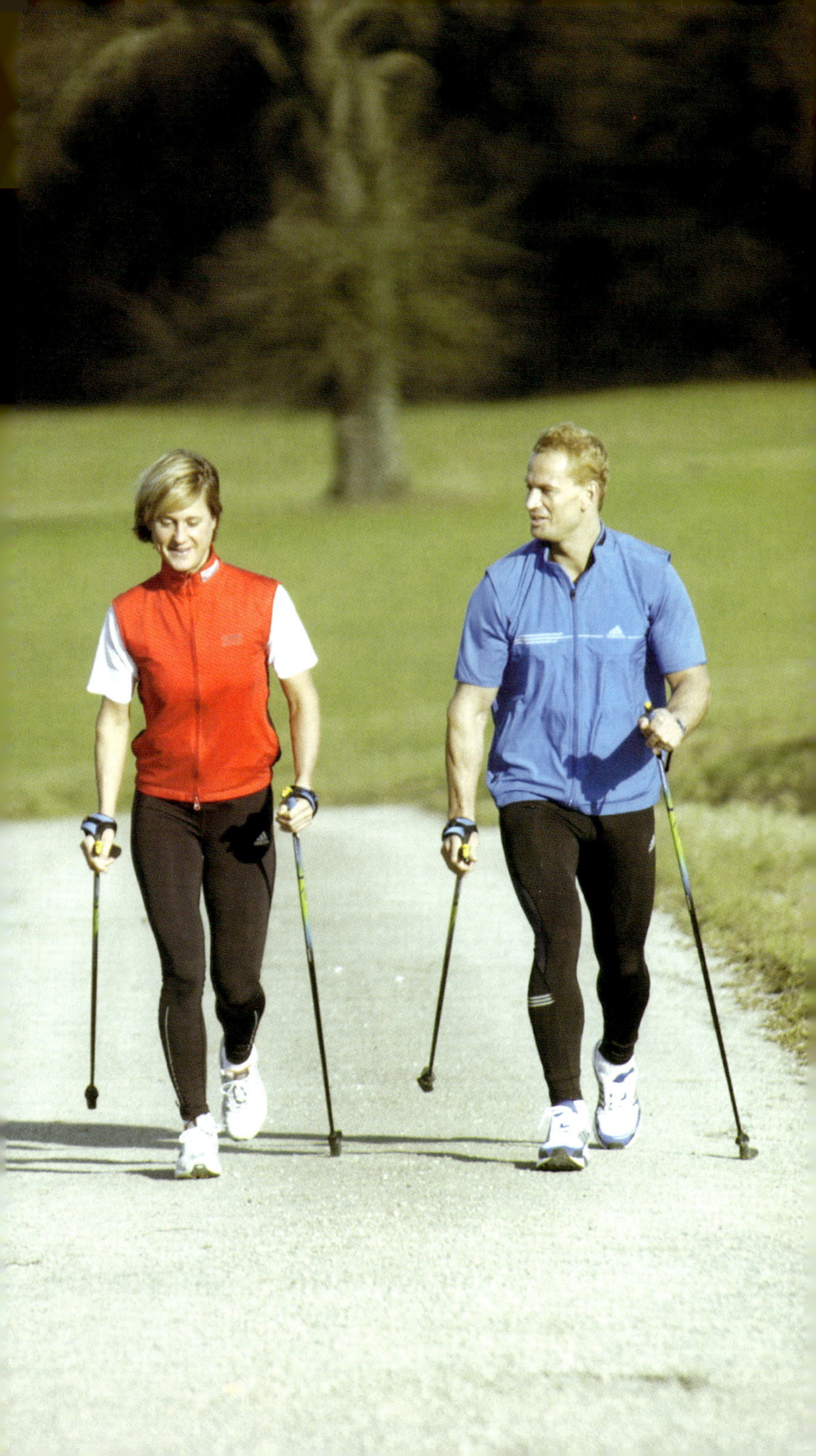

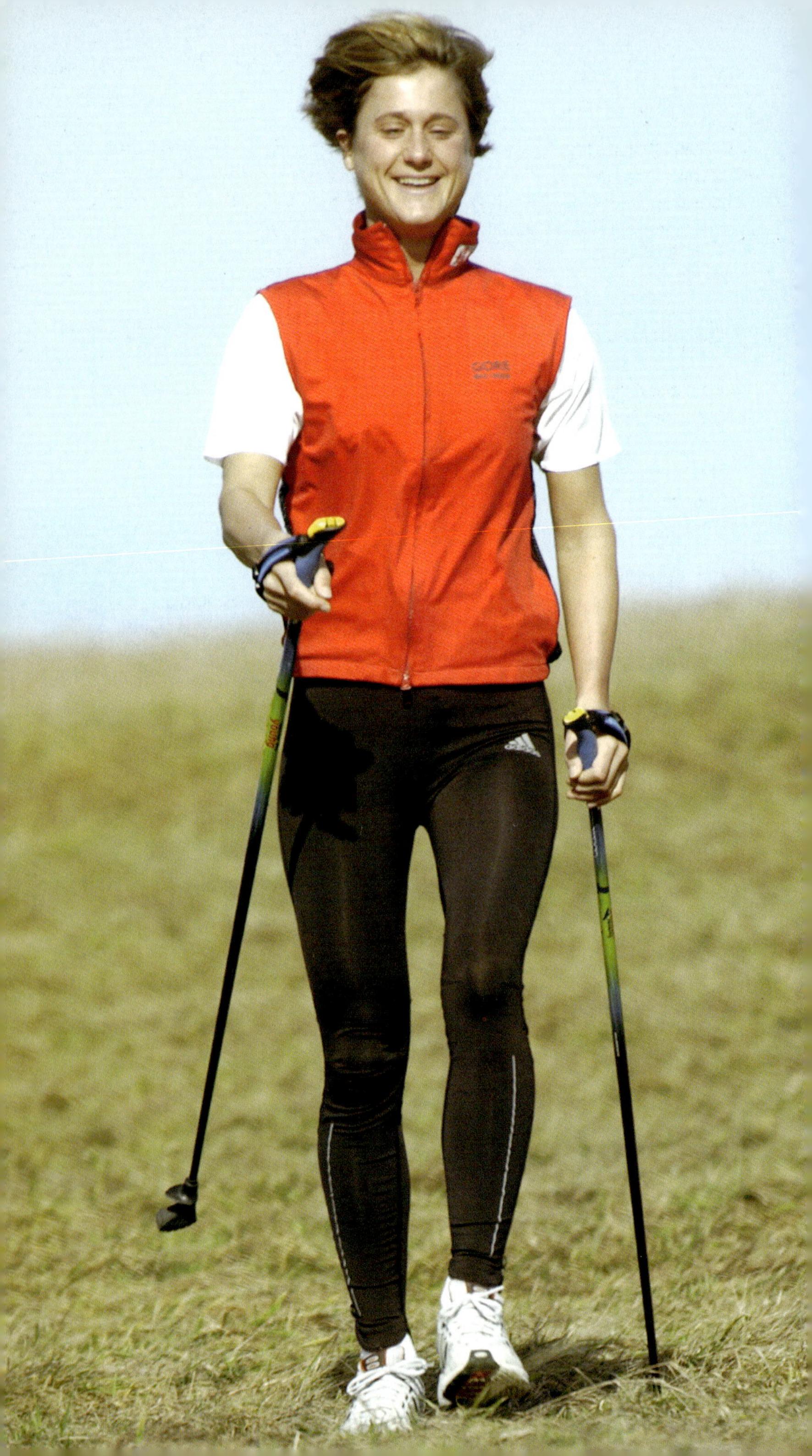

Testosteron sorgt für inneren Antrieb und Dynamik. Mit einem hohen Testosteronspiegel im Blut strotzen Sie vor Energie und können Bäume ausreißen. Sie haben die nötige Power, um sich durchzusetzen und Ihren Mann oder Ihre Frau zu stehen.

Balsam für die Seele

Nordic Walking vertreibt schlechte Laune und bekämpft Depressionen; das ergab eine Studie an der Universität von Oregon.

! Verantwortlich für diesen stimmungsaufhellenden Effekt sind vor allem die Endorphine und Serotonin. Diese euphorisierenden Hormone werden beim Nordic Walking vermehrt ausgeschüttet, vertreiben Trübsal und sorgen für gute Laune und Optimismus.

Die Finnen, die das halbe Jahr im Dunkeln verbringen, sind helle Köpfe. Zehn Prozent aller Finnen kurbeln mit Nordic Walking die Produktion dieser »Glücksbotenstoffe« an und schützen sich so vor Winterdepressionen.

Wundermittel gegen Stress

Eigentlich ist Stress etwas Gutes. Stress hat während der gesamten Menschheitsgeschichte die Arterhaltung gesichert. Gäbe es keine Stressreaktionen, wäre die Menschheit schon längst ausgestorben. Unsere Vorfahren wären dann vom Säbelzahntiger und Co. aufgefressen worden. Stress versetzt den Körper sekundenschnell in einen Zustand der höchsten Alarmbereitschaft und mobilisiert in kürzester Zeit ungeahnte Kräfte, die in unserer Vorzeit zur Flucht oder zum Kämpfen eingesetzt wurden. Dabei wurden die Stresshormone dann wieder abgebaut.

Diese evolutionsbiologisch so wichtige Stressreaktion steckt auch heute noch in jedem von uns. Nur die auslösenden Faktoren haben sich geändert. Im Berufsleben stehen viele unter enormem Erfolgsdruck und sind chronisch überlastet. Dazu können noch Probleme aus dem privaten Bereich kommen. Das lässt die Stresshormone Adrenalin und Cortisol ansteigen. Wenn Sie den Stress »aussitzen«, zirkulieren diese Hormone langfristig im Körper, treiben den Blutdruck in die Höhe, erhöhen die Blutfette und zerstören so die Blutgefäße. Sie blockieren das Denken und zerstören langfristig Ihre Gesundheit.

Linke Seite: Nordic Walking sorgt über eine vermehrte Ausschüttung von »Glücksbotenstoffen« für gute Laune.

Entstressen Sie sich aktiv und bauen Sie die Stöcke in Ihr Abendprogramm ein. Denn beim Nordic-Walking werden die Stresshormone, die sich aufgestaut haben, wieder abgebaut. Die Bewegung an der frischen Luft, in freier Natur führt beim Nordic-Walking zu einer optimalen Erholung von der Hektik des Alltages.

Wenn Sie morgens Ihre Stöcke ausführen, gewinnen Sie einen Schutzpanzer gegen Stress für den ganzen Tag. Sie betrachten die Dinge mit Abstand und Souveränität, behalten immer den Überblick. Nichts kann Sie so leicht aus der Ruhe bringen.

Atmen Sie wieder auf

Beim Nordic Walking tanken Sie das Lebenselixier Sauerstoff in großen Mengen, die Sauerstoffaufnahme vervielfacht sich während der Belastung. Durch den Stockeinsatz wird die Atemhilfsmuskulatur vermehrt eingesetzt, die Atmung vertieft und Sauerstoff in die Lunge gepumpt. In der Lunge wird das Blut mit Sauerstoff angereichert und durch das Herz im Körper verteilt. So gelangt der Sauerstoff zu jeder einzelnen Körperzelle, in die arbeitende Muskulatur, aber auch in das Gehirn.

Nordic Walking verbessert langfristig die Haltung, stärkt die Atemmuskulatur und vergrößert so die Vitalkapazität der Lunge. Die Vitalkapazität ist die maximale Menge an Luft, die man mit einem Atemzug atmen kann. Auch die maximale Menge an Sauerstoff, die der Körper bei Belastung aufnehmen kann, steigt durch regelmäßiges Nordic Walking an.

Diese Fähigkeit, die man in der Sportwissenschaft als »maximale Sauerstoffaufnahmefähigkeit« bezeichnet, ist von der Leistung der Atmung, des Herz-Kreislauf-Systems und des Stoffwechsels im Muskel als Summe abhängig. Sie stellt die Grundlage einer guten Ausdauer dar. Denn je mehr Sauerstoff beim Nordic Walking zu den Muskeln gelangt, desto intensiver können diese arbeiten, desto länger und schneller können Sie walken.

Sie gewinnen auf ganzer Linie

Im Folgenden finden Sie eine Zusammenfassung der positiven Effekte von Nordic Walking.

Bewegungsapparat
- Kräftigung der Muskulatur,

- Stärkung der Sehnen und Bänder,
- verbesserte Stabilisierung und Führung der Gelenke,
- Verdickung des Gelenkknorpels, Verbesserung des Knorpelstoffwechsels, Steigerung der Belastungstoleranz des Gelenkknorpels,
- Steigerung des Knochenstoffwechsels, Erhalt der Knochenmasse, Vergrößerung der Belastbarkeit der Knochen, Vermeidung von Osteoporose,
- Lösung von muskulären Verspannungen,
- Verbesserung der Haltung,
- verbesserte Bewegungssteuerung, Bewegungsökonomie durch verbesserte Koordination.

Herz-Kreislauf-System
- Senkung des Blutdrucks,
- Ökonomisierung des Herzschlages (niedriger Ruhepuls),
- Steigerung der Herzleistungsfähigkeit,
- Verbesserung der Herzversorgung durch Anpassung der Herzkranzgefäße (Verdickung der Gefäße, Vermehrung kleiner Gefäße),
- Senkung der Blutfette (als Risikofaktor für Arterienverkalkung),
- Senkung der Triglyceride,
- Senkung des LDL Cholesterins (»schlechtes« Cholesterin),
- Anstieg des HDL Cholesterins (»gutes« Cholesterin),
- Senkung des Harnsäurespiegels (als Risikofaktor für Gicht und Arterienverkalkung),
- »Freiputzen« der Gefäße,
- Bildung neuer kleiner Gefäße (Kapillarisierung),
- Verbesserung der Gefäßregulation,
- Verbesserung der Gefäßelastizität, Vermeidung von Varizen (»Krampfadern«),
- verbesserte Durchblutung und Sauerstoffversorgung aller Organe (auch Gehirn).

Stoffwechsel
- Verbesserung des Fettstoffwechsels,
- Vervielfachung der Fettverbrennungsenzyme,
- Senkung der Blutfette (s.o.),
- Vervielfachung der Kraftwerke in den Zellen (Mitochondrien),
- Steigerung des Grundumsatzes,
- Steigerung der Insulinempfindlichkeit, Vermeidung von Diabetes Mellitus Typ 2,
- Förderung der Verdauung, Vermeidung von Verstopfungen.

Immunsystem
- Steigerung der Abwehrfunktion des Immunsystems,
- verminderte Infektanfälligkeit,
- Senkung der Krebsrate für bestimmte Tumore.

Psyche

- Stressabbau, Steigerung der Stresstoleranz,
- Verbesserung der Stimmungslage,
- Steigerung des Wohlbefindens,
- Steigerung des Selbstwertgefühls,
- Verbesserung des Körperbewusstseins,
- Steigerung des Konzentrationsvermögens.

Atmung

- Vertiefung und Ökonomisierung der Atmung,
- verbesserte Durchlüftung der Lunge,
- Steigerung der maximalen Sauerstoffaufnahme,
- vermehrter Einsatz der Atemhilfsmuskulatur durch den Stockeinsatz.

Hormonsystem

- Vermehrte Sekretion von Hormonen, die aufbauende Prozesse im Körper regeln, die für mehr Power und für Jugend sorgen.

Kapitel 4: Vorbereitungen für den Sprung in ein bewegtes Leben

Überzeugt? Dann wagen Sie den Sprung in ein bewegtes Leben. Hier finden Sie nun eine genaue Anleitung, wie Sie mit Nordic Walking Schritt für Schritt mehr Gesundheit, Leistungsfähigkeit und Lebensfreude erlangen. Machen Sie am besten vorher einen Gesundheits-Check beim Arzt. Besorgen Sie sich dann die nötige Ausrüstung: Laufschuhe, Stöcke und Pulsmesser. Dann kann es losgehen.

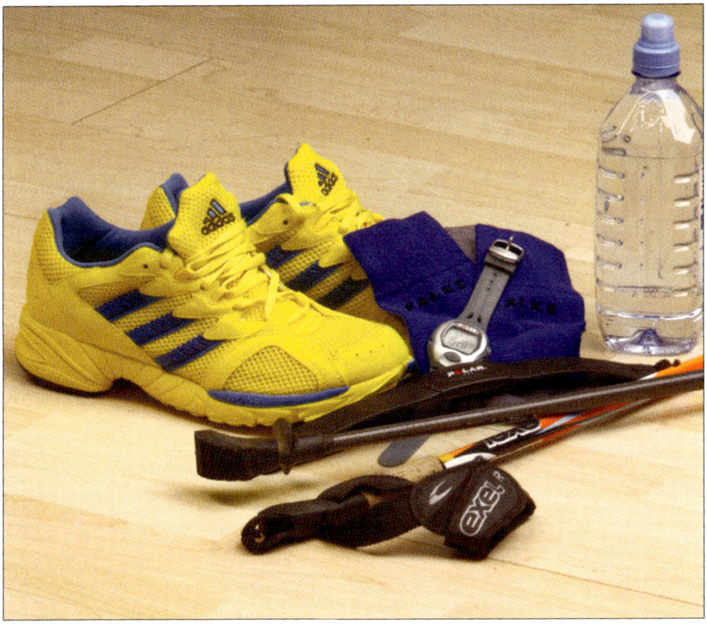

Ihre künftigen Begleiter: Schuhe, Stöcke und Pulsmesser.

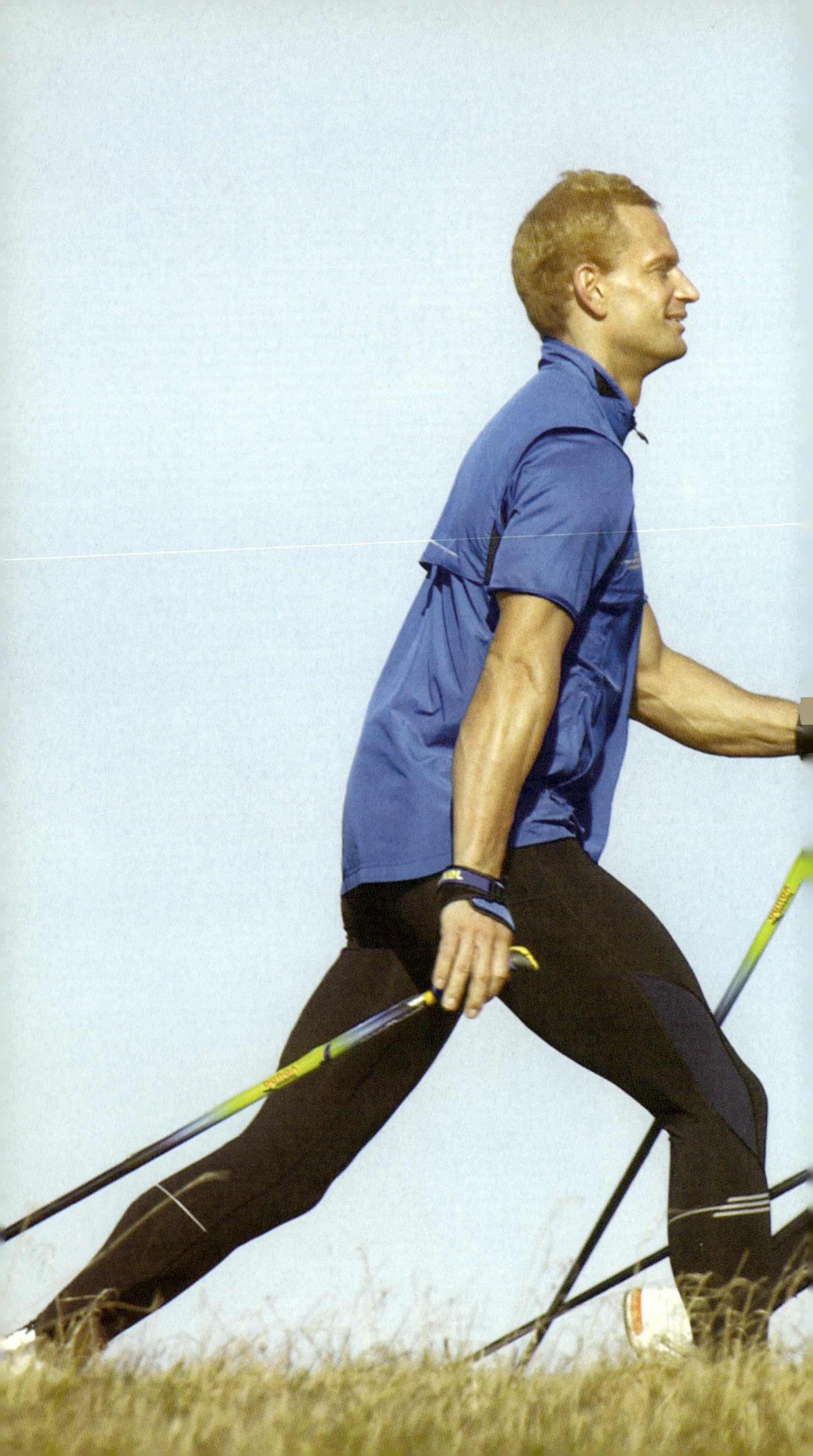

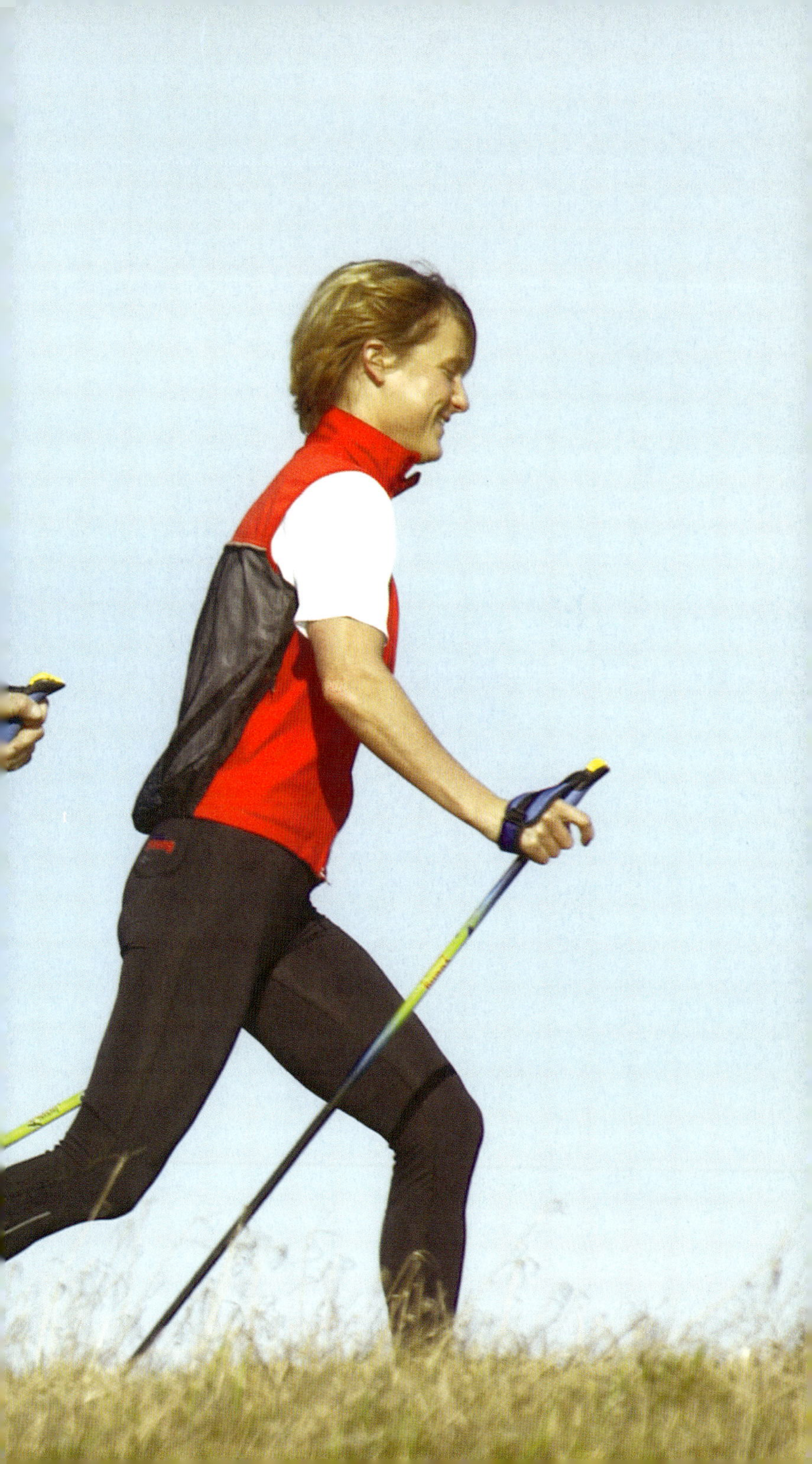

Gesundheits-Check

Bevor Sie loslegen, vergewissern Sie sich, dass Sie sich in einem guten Gesundheitszustand befinden. Wenn Sie schon lange keinen Sport mehr getrieben haben und über 35 Jahre alt sind, lassen Sie sich von einem Sportmediziner durchchecken. Dieser prüft anhand eines Belastungs-EKG Ihr Herz, untersucht Ihr Blut und stellt die Sporttauglichkeit Ihres Bewegungsapparates fest.

! Orthopädische Beschwerden oder internistische Erkrankungen stellen zumeist kein Hindernis für Nordic Walking dar. Sie sollten dies jedoch unbedingt mit Ihrem behandelnden Arzt absprechen und sich Belastungsempfehlungen geben lassen.

Beantworten Sie folgende Fragen. Wenn Sie eine Frage mit ja beantwortet haben, suchen Sie bitte, bevor Sie mit Nordic Walking beginnen, einen Arzt auf.

- Leiden Sie unter einer Herzerkrankung oder einem Herzfehler?
- Haben Sie starken Bluthochdruck?
- Verspüren Sie beim Treppensteigen oder anderen Anstrengungen manchmal ein Stechen oder Engegefühl im Brustbereich?
- Überkommt Sie beim Treppensteigen oder anderen Anstrengungen manchmal das Gefühl, dass Sie keine Luft mehr bekommen, oder wird Ihnen dabei schwindelig?
- Haben Sie stärkere Beschwerden an Gelenken oder Wirbelsäule?
- Sind Sie häufig sehr müde und abgeschlagen?
- Leiden Sie unter einem akuten Infekt oder haben Sie Fieber?

Wie fit sind Sie?

Machen Sie einen Test, um Ihre Ausdauerleistungsfähigkeit zu ermitteln. So lernen Sie, sich selbst einzuschätzen. Der Finnische Walking-Test ist ideal, um die Ausdauer zu ermitteln; er ist sehr präzise. Ist er Ihnen zu aufwendig, dann stellt der Step-Test eine passable Alternative dar. Führen Sie den Test jedes halbe Jahr durch, dann stellen Sie Ihre Fortschritte fest. Sie werden sich wundern.

Finnischer Walking-Test
Für den Walking-Test benötigen Sie eine genau zwei Kilometer lange, ebene Strecke (z.B. eine 400-Meter-Bahn im Sportstadion), eine Stoppuhr und am besten einen Pulsmesser.

Gehen Sie die Strecke in möglichst kurzer Zeit. Unterstützen Sie die Beine mit einem kräftigen Armeinsatz. Sie dürfen jedoch nicht laufen, das heißt ein Fuß hat immer Bodenkontakt. Stoppen Sie am Ziel exakt die benötigte **Gehzeit** (Minuten, Sekunden). Bestimmen Sie unmittelbar nach der Belastung Ihren **Belastungspuls**. Am besten geht dies mit einer Pulsuhr, wenn Sie noch keine besitzen, ertasten Sie den Puls am Handgelenk.

Für die Auswertung des Ergebnisses benötigen Sie noch Ihr relatives Körpergewicht, den FcH (Body-Mass-Index). Berechnen Sie diesen mit folgender Formel:

$$\text{BMI} = \frac{\text{Körpergewicht [Kg]}}{(\text{Körpergröße [m]})^2}$$

Bestimmen Sie Ihren Walking –Test-Index

	Männer	*Frauen*
1. *Addieren Sie folgende Einzelwerte*		
Gehzeit (min)	____ x 11,6 = ____	____ x 8,5 = ____
(sek)	____ x 0,2 = ____	____ x 0,14 = ____
Belastungspuls	____ x 0,56 = ____	____ x 0,32 = ____
BMI	____ x 2,6 = ____	____ x 1,1 = ____
Zwischensumme:	____	____
2. *Subtrahieren Sie von dieser Summe Ihr Alter*		
	____ x 0,2 = –____	____ x 0,4 = –____
Zwischensumme:	____	____
3. *Subtrahieren Sie diese Zwischensumme von*		
	420	304
	–____	–____
4. *Walking-Test-Index*		
	____	____

Ihr Ergebnis

Walking-Test-Index	*Beurteilung*
>130	sehr gut
111–130	gut
90–110	mittel
70–89	schlecht
<70	sehr schlecht

Step-Test

Für diesen kleinen Ausdauertest (nach Ruffier) benötigen Sie lediglich eine Treppe (oder einen Schemel, Höhe ca. 40 cm), eine Stoppuhr und am besten einen Pulsmesser. Ermitteln Sie zunächst Ihren **Ruhepuls** im Sitzen. Steigen Sie dann drei Minuten lang mit einem großem Schritt zwei Treppenstufen hoch und wieder runter. Für einmal auf und ab sollten Sie ca. zwei Sekunden benötigen. Bestimmen Sie den Puls, den Sie unmittelbar nach der Belastung haben. Dieser Wert stellt Ihren **Belastungspuls** dar. Eine Minute später, bzw. vier Minuten nach Testbeginn ermitteln Sie erneut Ihren Puls. Dieser Wert ist Ihr **Erholungspuls**.
Mit folgender Formel können Sie Ihren Ausdauerleistungsindex errechnen.

$$\text{Ausdauerindex} = \frac{\text{Ruhepuls} + \text{Belastungspuls} + \text{Erholungspuls} - 200}{10}$$

Ihr Ergebnis:

Leistungsindex		**Alter**			
		20–29	30–39	40–49	50–59
sehr gut	Männer	<10	<10	<9	<9
	Frauen	<11	<11	<10	<9
gut	Männer	10–12	10–12	9–11	9–11
	Frauen	11–14	11–14	10–12	9–12
mittel	Männer	13–15	13–14	12–14	12–13
	Frauen	15–16	15–16	13–14	13–14
schwach	Männer	16–17	15–17	15–16	14–16
	Frauen	17–18	17–18	15–17	15–16
sehr	schwach	Männer	>17	>17	>16
	Frauen	>18	>18	>17	>16

Rechte Seite: Mit dem Step-Test können Sie innerhalb von 4 Minuten Ihre Ausdauerleistungsfähigkeit bestimmen.

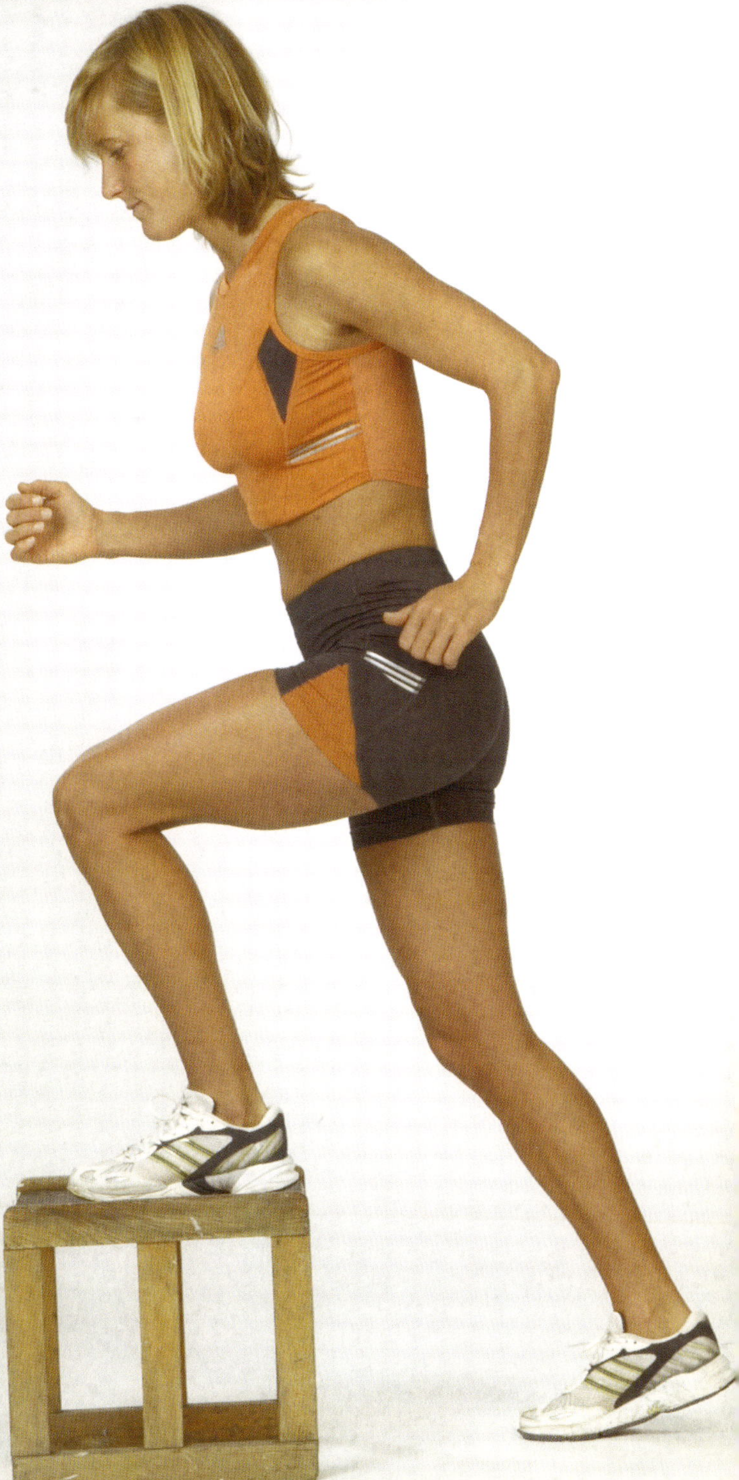

Kapitel 5: Die richtige Ausrüstung

Nordic Walking Stöcke

Auf dem Markt wird inzwischen eine Vielfalt von Stöcken angeboten, welche sich in Material (Aluminium oder Carbon), Gewicht-, Griff- bzw. Schlaufensystem und Größenverstellbarkeit (Teleskopstöcke oder feststehende Stöcke) unterscheiden. Kaufen Sie unbedingt Nordic Walking Stöcke, die speziell hierfür konzipiert sind. Nur diese werden den speziellen Anforderungen gerecht. Wander-, Langlauf- oder Skistöcke sind nicht geeignet. Beim Stockkauf gibt es ein paar Dinge, die Sie unbedingt beachten sollten.

Die richtige Stocklänge
Die richtige Stocklänge ist entscheidend für eine gute Technik und maximalen Nutzen. Um die für Sie richtige Stocklänge zu bestimmen, multiplizieren Sie Ihre Körpergröße mit dem Faktor 0,7. Sie erhalten dann die passende Stocklänge in Zentimeter. Sind können aber die richtige Stocklänge auch einfach ausprobieren. Wenn Sie die Stöcke greifen und senkrecht vor dem Körper aufstellen, beträgt, bei am Körper angelegten Ellenbogen, der Winkel zwischen Ober- und Unterarm 90°.

Das Griff-Schlaufensystem
Der Griff muss gut in der Hand liegen und der natürlichen Handgelenksstellung entsprechend geformt sein. In der Regel ist der Griff aus einem weicheren Kunststoff. Bei exklusiveren Modellen findet auch Kork Verwendung. Die Schlaufe sorgt dafür, dass der Griff optimal in der Hand positioniert ist und die Armkraft beim Abdruck von der Hand auf den Stock übertragen wird, ohne dass dabei der Stock verkrampft festgehalten werden muss. Achten Sie darauf, dass die Schlaufe stufenlos einstellbar und mit einem Klettverschluss versehen ist. Nur so ist der Stock optimal mit der Hand verbunden und kann mit einer lockeren Handhaltung dynamisch einsetzt werden. Die Schlaufe darf nicht die Hand einschnüren und die Durchblutung einschränken. Schlaufen von Ski- Wander- und Langlauf-

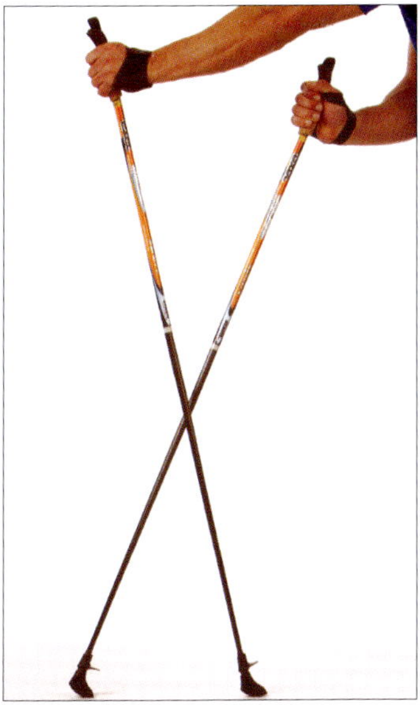

Der Kauf von speziellen Nordic-Walking-Stöcken lohnt sich.

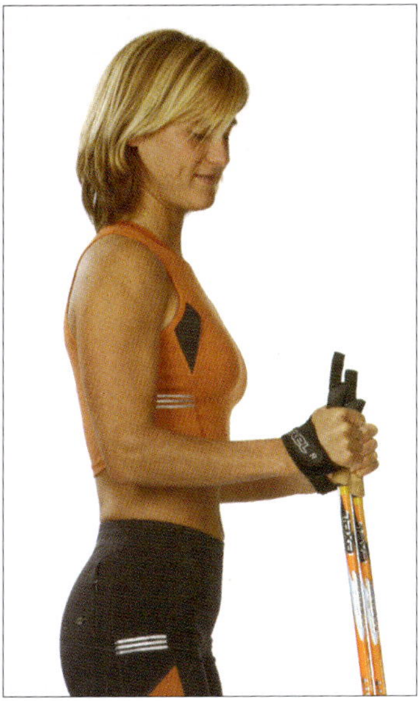

Die richtige Stocklänge: Ober- und Unterarm bilden einen 90°-Winkel.

stöcken sind zum Nordic Walking nur sehr bedingt geeignet. Sie bieten zu wenig Führung und keine optimale Kraftübertragung.

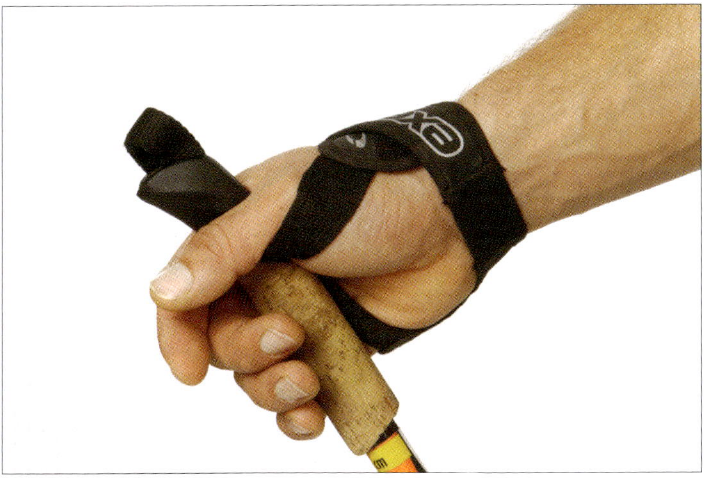

Das Griffschlaufensystem sorgt für Halt, Führung und eine gute Kraftübertragung.

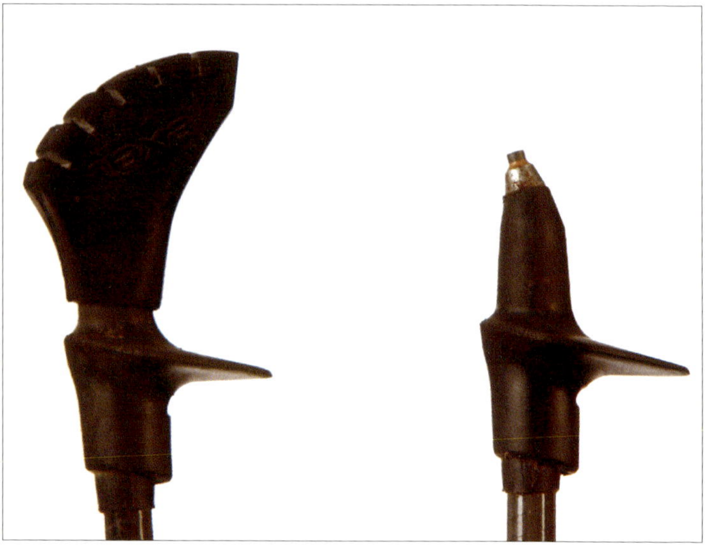

Spitze mit Pad für den Einsatz auf Asphalt und ohne Pad für optimalen Griff im Gelände.

Die Spitze und der Pad

Die Spitzen der Nordic Walking Stöcke sind aus sehr widerstandsfähigem Hartmetall und für den Einsatz im Gelände, auf Waldboden und Schotter optimal geeignet. Für harten Untergrund (asphaltierte, gepflasterte Wege) sind spezielle Gummipads zu empfehlen, die auf die Stockspitzen aufgesteckt werden. Diese gewährleisten auch auf diesem Untergrund guten Halt und Dämpfung. Die Asphaltpads sollten eine große Angriffsfläche bieten und ein gutes Profil haben, um Rutschfestigkeit auf glatten Straßen zu garantieren. Kleine, runde Stöpsel geben auf Asphalt nicht ausreichend Halt für einen kräftigen Armabdruck.

Das Material

Auf dem Markt sind Stöcke aus einer Carbon-Glasfasermischung und aus Aluminium zu finden. Carbonstöcke sind leichter als Metallstöcke, extrem belastbar und sehr langlebig. Sie sind zudem schwingungsarm und belasten dadurch Hand-, Ellebogen- und Schultergelenk kaum.

Der Vorteil von Aluminiumstöcken ist vor allem, dass sie größenverstellbar sind. Ein Paar Stöcke kann dadurch von mehreren Personen unterschiedlicher Größe benutzt werden. Dieser Vorteil wird jedoch durch eine geringere Stabilität erkauft. Teleskopstöcke brechen leichter als Stöcke aus einer Carbon-Glasfasermischung. Für bestimmte Kräftigungsübungen und Sprungtechniken benötigen Sie einen »nahtlosen« Stock, der diesen starken Belastungen standhält.

Aluminiumstöcke führen zu Schwingungen, die Hand-, Ellenbogen- und Schultergelenk belasten. Um dem entgegenzuwirken, haben Hersteller von Aluminiumstöcken inzwischen zum Teil Dämpfungssysteme in die Stöcke integriert.

Ein weiterer Nachteil von Aluminiumstöcken ist, dass sie, besonders auf Schotter, deutlich lauter sind als Carbonstöcke.

Kleider machen Nordic Walker

Als Nordic Walker gehören Sie jetzt zur Riege der Outdoor-Sportler. Sie sind Wind und Wetter ausgesetzt, scheuen weder Regen noch Schnee. Sie ziehen Ihr Programm an der frischen Luft durch, komme was wolle. Damit Sie diese Einstellung beibehalten, sollten Sie versuchen, sich auch bei Sauwetter möglichst wohl zu fühlen. Dabei hilft gute Kleidung.

Es gibt ein paar einfache Grundregeln, die beim Kleiderkauf zu beachten sind.

Verwenden Sie Synthetikfasern

Die Kleidung, die Sie beim Nordic Walking am Körper tragen, sollte unbedingt aus synthetischem Material sein. Welche Funktionsfaser Sie kaufen,

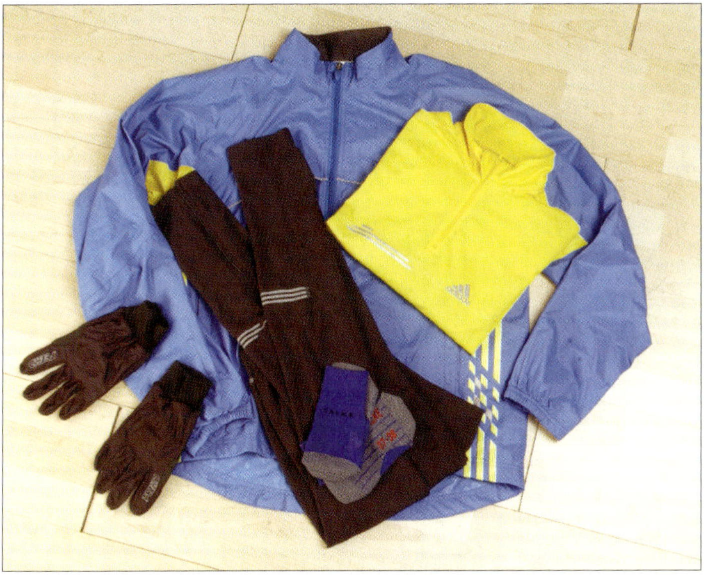

Funktionelle Kleidung aus synthetischen Materialien schützt bei Wind und Wetter und hält stets trocken und warm.

ist nicht entscheidend. Jeder Hersteller hat hier sein persönliches Geheimrezept und seine eigene viel versprechende Bezeichnung für die von ihm produzierte Faser, wie »Drylete« oder »Coolmax«, um nur zwei Namen zu nennen. Hauptsache ist, Sie tragen nicht Ihren Schweiß, gespeichert im Lieblings-Baumwoll-Jogginganzug mit sich herum.

! In einem Baumwoll-Shirt wird bis zu 20mal mehr Wasser gespeichert als in einem Funktions-Laufshirt. Besonders in der kalten Jahreszeit ist es wichtig, dass Sie Kleidung tragen, die den Schweiß aufnimmt und nach außen abtransportiert, anstatt sich voll zu saugen. So bleiben Sie warm und trocken.

Arbeiten Sie nach dem Zwiebelprinzip

Verfahren Sie nach dem »Zwiebelprinzip« und tragen Sie, wenn es kälter ist, mehrere Kleidungsschichten übereinander. So können Sie Sommer und Winterkleidung kombinieren und sich flexibel an die herrschenden Wetterbedingungen anpassen. Wenn Sie unterwegs feststellen, dass Sie zu warm angezogen sind, entledigen Sie sich einfach einer Schicht.

Tragen Sie als innerste Schicht sogenannte Funktionswäsche. Diese ist atmungsaktiv, leitet den Schweiß an die nächste Schicht weiter und sorgt so stets für eine trockene Körperoberfläche. Für den Oberkörper ist in der kalten Jahreszeit ein Funktions- oder Skiunterhemd bestens geeignet. Für warme Sommertage sind Shirts aus dünnem, luftigem Material, die eine gute Wärmeabgabe gewährleisten und direkt auf der Haut getragen werden, ideal.

Achten Sie bei der Unterwäsche darauf, dass sie angenehm sitzt und keine scheuernden Nähte oder enge Gummizüge hat. Für Damen sind Strings und normale BHs ungeeignet. Diese können einschneiden und die Haut aufscheuern. Der Kauf von funktioneller Laufunterwäsche lohnt sich. Sport-BHs sitzen durch ihre breiten Träger sehr angenehm und bieten selbst bei großer Oberweite Halt. Sport-Slips sind etwas breiter geschnitten und verstecken sich nicht nach einer Weile in der Pofalte.

Die mittlere Schicht sollte wärmeisolierend und ebenfalls atmungsaktiv sein. Je nach Temperatur kommen zum Beispiel ein langes synthetisches Laufshirt oder ein dünner Faserpelz zum Einsatz.

Die äußerste Schicht schützt Sie vor Wind und Nässe. Sie muss daher wind- und wasserabweisend sein. In der Regel ist ein sogenannter Windbraker völlig ausreichend. Dieser ist nicht zu 100 Prozent wasserdicht, dafür aber sehr atmungsaktiv. Vermeiden Sie dicke Regenjacken, die nicht atmungsaktiv sind. Zwar kommt kein Tropfen Regenwasser von außen durch, aber es kann auch kein Schweiß nach außen transportiert werden. Sie werden von innen pudelnass und bekommen saunaähnliche Verhältnisse. Holen Sie Ihre wasserdichte Regenjacke nur bei Regengüssen aus dem Schrank. Für Regen sind Materialien wie Goretex oder Sympathex bestens geeignet. Diese sind wasserdicht und transportieren zumindest einen Teil des Wasserdampfes nach außen.

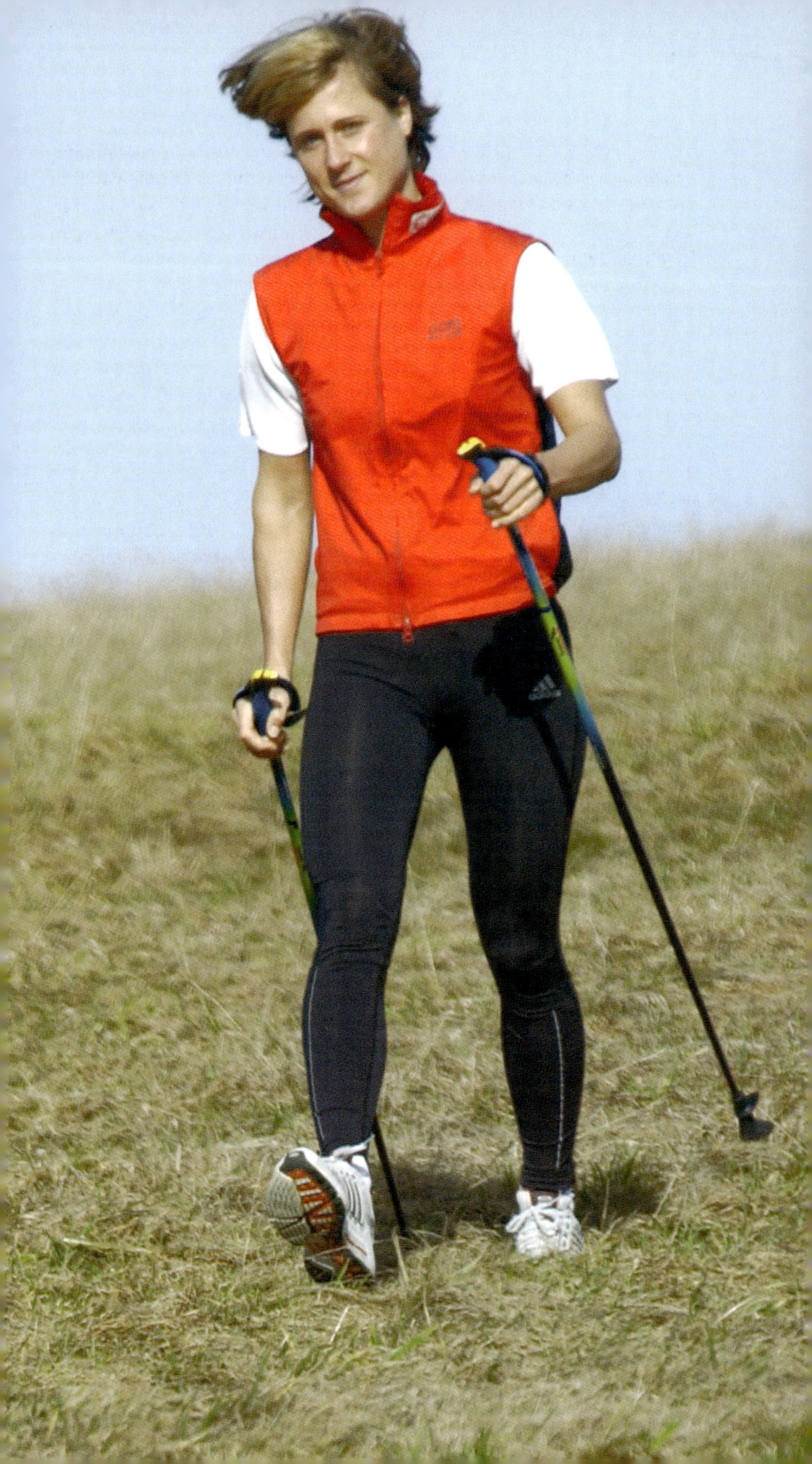

Kaufen Sie eng anliegende Kleidung

Weite Kleidung schlabbert und scheuert am Körper. Dies führt besonders an den Oberschenkeln und Achselhöhlen zu aufgeriebenen und wunden Stellen auf der Haut.

Sie können dies leicht vermeiden, indem Sie eng anliegende Kleidung tragen. Elastische Hosen, die wie eine zweite Haut anliegen, gibt es in kurz und lang, in dünn und dick, für jede Jahreszeit und für jede Temperatur. Die Oberbekleidung ist im Gegensatz zu den Hosen nicht aus einem elastischen Material. Oberteile sollten eng geschnitten sein, jedoch im Schulterbereich für den Armeinsatz ausreichend Bewegungsfreiheit gewährleisten.

Vergessen Sie Ihre Hände nicht

Bei längeren Nordic Walking Einheiten kann es an den Händen zu Blasen oder aufgescheuerten Stellen kommen. Hier schafft die Verwendung von Handschuhen Abhilfe. Inzwischen sind eigens für diese Sportart konzipierte Handschuhe im Handel erhältlich, die besonders an den empfindlichen Stellen einen vermehrten Schutz aufweisen. Auch Fahrradhandschuhe leisten gute Dienste.

Im Winter sorgen eng anliegende Handschuhe mit langen Fingern für warme Hände. Am besten geeignet sind Langlauf- oder spezielle Nordic Walking Handschuhe.

Achten Sie auf Ihren Kopf

Halten Sie Ihren Kopf immer geschützt und warm, denn über den Kopf verlieren Sie viel Wärme. Das ist im Winter besonders wichtig. Denn wenn der Kopf kalt und die Haare nass vom Schweiß sind, werden Sie zu einem begehrten Objekt für Grippeviren und holen sich schnell einen Schnupfen oder eine Stirnhöhlenentzündung.

Kleinigkeiten die das Leben leichter machen

Kleine Taschen in der Hose oder im T-Shirt, um den Schlüssel oder ein paar Münzen zu verstauen, sind oft Gold wert. Spezielle Nordic Walking Kleidung ist mit kleinen Täschchen ausgestattet, die ausreichend Platz für die Asphaltpads bieten.

Um Proviant für längere Wanderungen mitzunehmen, eignet sich am besten ein speziell konzipierter Laufrucksack. Dieser liegt optimal am Oberkörper an, drückt nicht und bietet guten Halt ohne Wackeln oder Rutschen.

Schuhe

Treffen Sie die Auswahl Ihrer zukünftigen Trainingspartner mit großer Sorgfalt. Denn Ihre ständigen Begleiter können Ihnen den Spaß gewaltig vermiesen. Wenn Sie eine Stunde mit Ihren Nordic Walking Stöcken durch die Gegend flitzen, machen Sie dabei ungefähr 6000 Schritte. Bei jedem Schritt tritt eine Belastung vom 1-1,5 fachen des Körpergewichtes auf. Über eine Stunde summiert sich das zu einer Gesamtbelastung von ca. 500 Tonnen. Dieses Rechenbeispiel verdeutlicht, wie wichtig die richtigen Schuhe sind. Nicht nur Druckstellen und Blasen, auch Überlastungen und Verletzungen entstehen, wenn Sie mit dem falschen Schuhwerk unterwegs sind.

Jogging-, Walking-, oder Wanderschuh

Joggingschuhe sind auch für Nordic Walking ausgezeichnet geeignet. Hier finden Sie die größte Auswahl und damit leicht den passenden Schuh für Ihre Füße. Auch Walking- und leichte Wanderschuhe leisten gute Dienste. Walkingschuhe sind jedoch durch die Sohlenrundung eher für kurze Schritte konzipiert und die Auswahl an Walkingschuhen ist sehr begrenzt. Problemfüßler haben deshalb oft Schwierigkeiten ein passendes Modell zu finden. Wanderschuhe sind nur dann zu empfehlen, wenn Sie im unwegsamem oder alpinem Gelände unterwegs sind. Sie bieten Stabilität und schützen vor Umknicken, sind jedoch etwas schwerer.

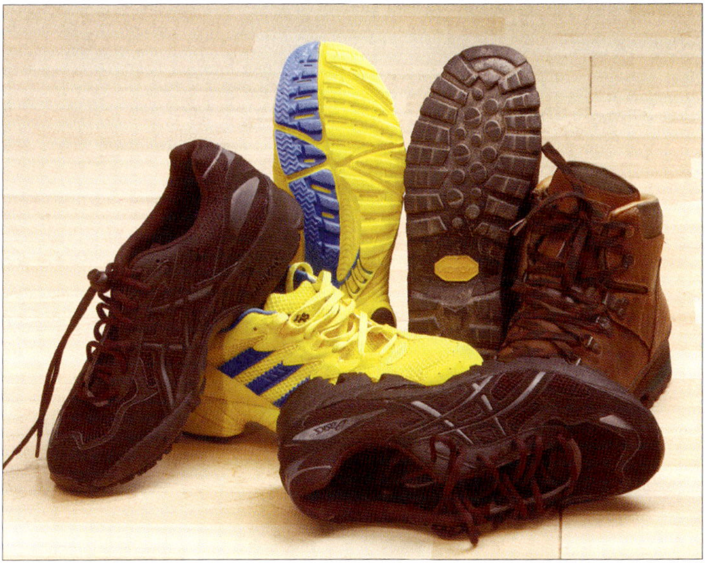

Jogging-, Walking- und Wanderschuhe.

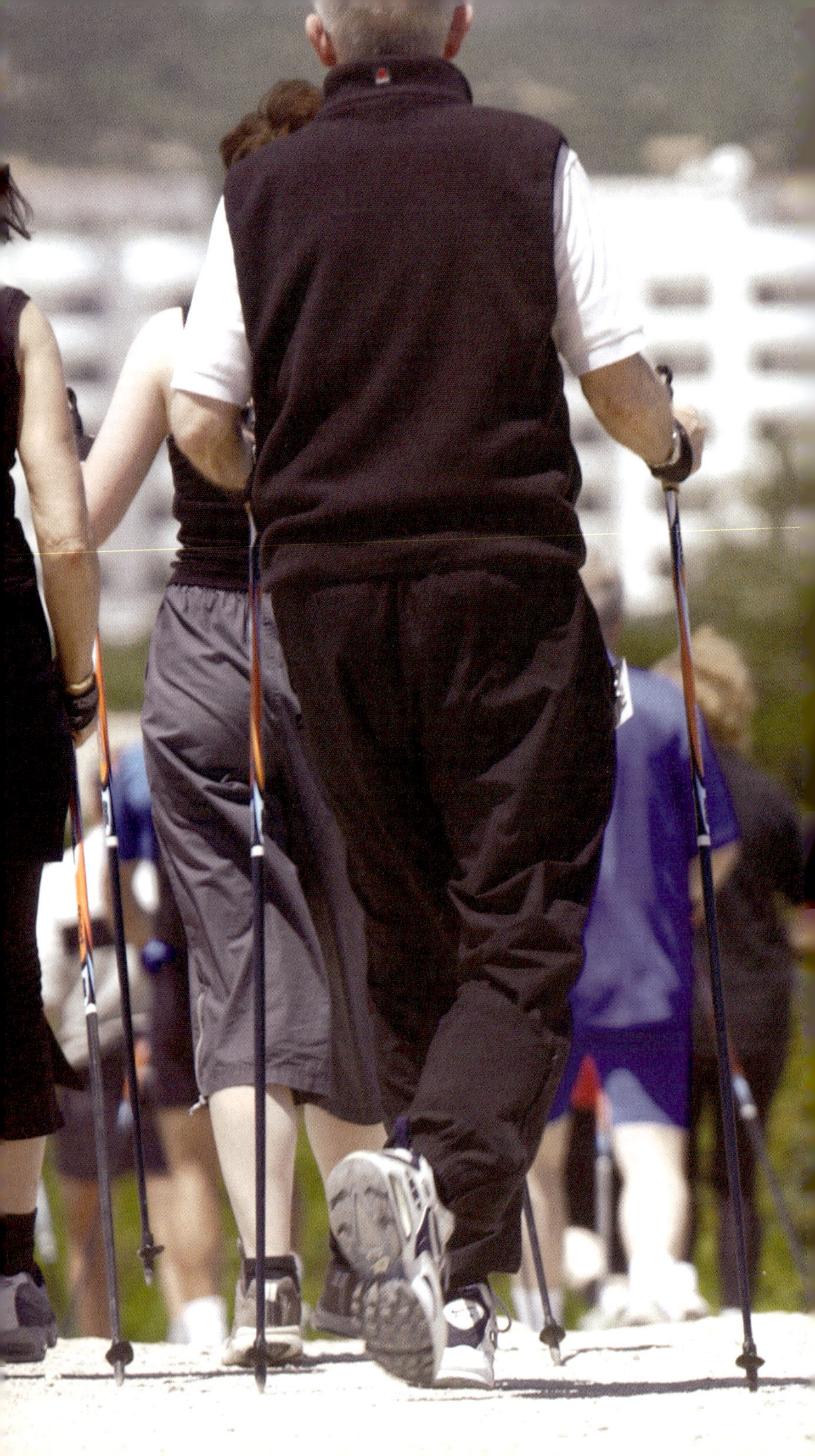

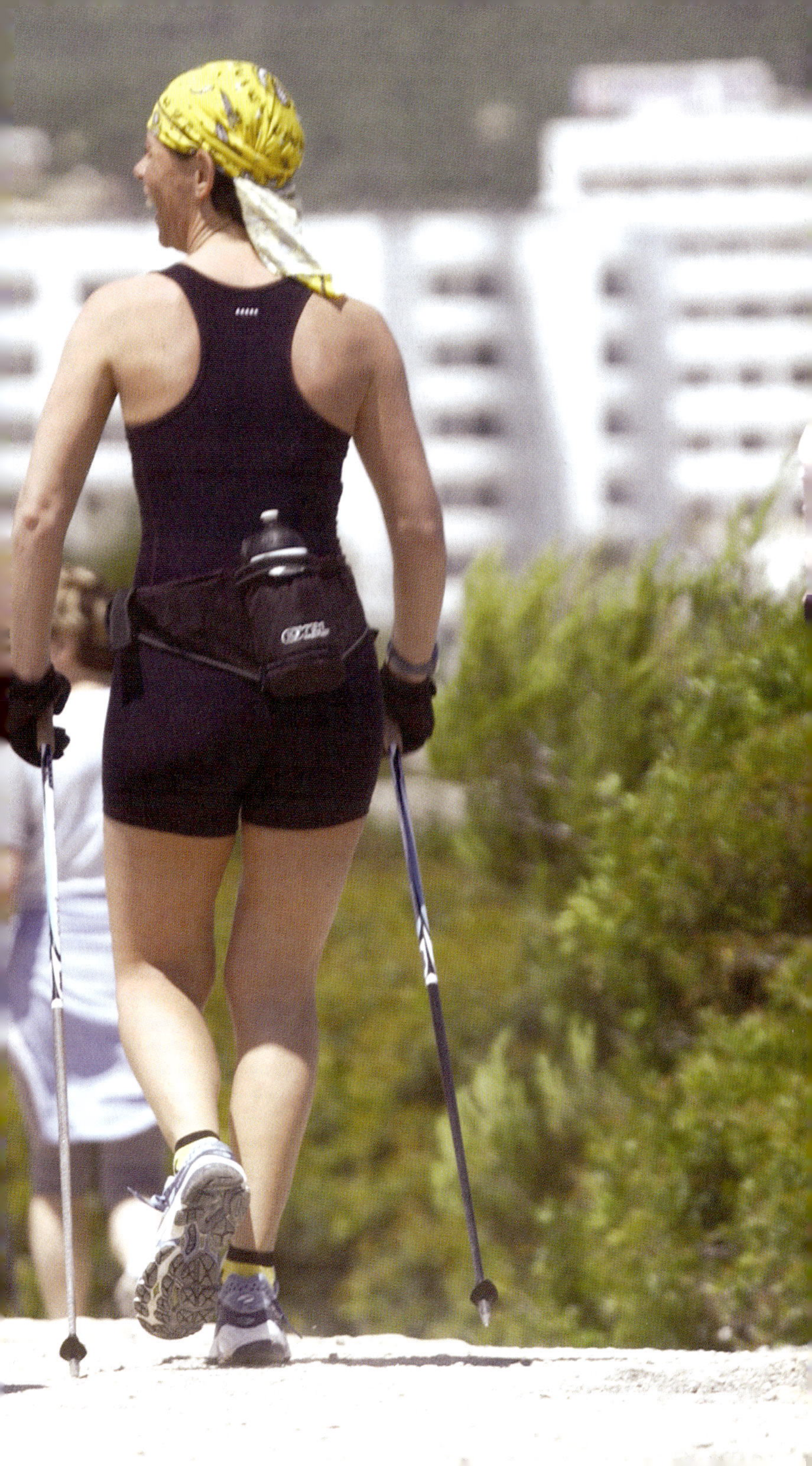

Was ein guter Schuh können muss

Ihre Schuhe begleiten Sie ab sofort treu bei Ihrer Nordic Walking Runde. Damit Sie die Sauerstoffdusche in freier Natur in vollen Zügen ohne Beschwerden und Überlastungen genießen können, benötigen Sie einen Schuh mit spezifischen Eigenschaften.

Dämpfen

Beim Aufsetzen treten beim Nordic Walking Stoßbelastungen vom 1 bis 1,5fachen des Körpergewichtes auf. Die Zwischensohle, das Herzstück des Schuhs, sorgt dafür, dass diese Stoßbelastungen sanft abgepuffert werden. Im Fersenbereich bieten eingearbeitete Dämpfungselemente maximalen Komfort und minimale Belastung. Bei der Fersendämpfung hat jeder Hersteller sein eigenes Geheimrezept. Spezielle Schaumstoffe, Gel- oder Luftkissen sagen den Stößen den Kampf an. Doch Vorsicht: Der am stärksten gedämpfte Schuh ist nicht, wie viele meinen, automatisch der beste. Ein Schuh kann auch zu weich sein. Das Abrollverhalten wird dadurch »schwammig« und undifferenziert. Die Wahrnehmung des Körpers über den Fuß, die für die Bewegungssteuerung beim Abrollvorgang von großer Bedeutung ist, wird behindert. Die Härte der Sohle und die Fersendämpfung muss auf das Körpergewicht abgestimmt sein.

Stützen

Die Füße mancher Menschen knicken beim Abrollen zu stark nach innen ein. Dies passiert besonders bei Fußfehlstellungen, wie Senk-, Spreiz-, oder Plattfüßen. Da heutzutage nur noch wenige Menschen auf gesunden Füßen durch das Leben schreiten, ist ein übermäßiges Einknicken des Fußes, das in Fachkreisen auch als »Überpronation« bezeichnet wird, häufig zu beobachten. Man erkennt »Überpronatoren« daran, dass die Schuhe im Fersenbereich auf der Innenseite stärker abgelaufen werden als auf der Außenseite. Um diese Einknickbewegung zu reduzieren, werden bei Schuhen auf der Innenseite der Ferse zusätzliche Stützen angebracht. Sie stabilisieren den Fuß auf der Innenseite und sorgen für ein gutes, physiologisches Abrollmuster. Doch Vorsicht: Neigen Sie nicht zur Überpronation, dann benötigen Sie keinen Schuh, der gestützt ist. Die Stützelemente stellen für Sie nur unnötigen Ballast dar und beeinflussen das natürliche Dämpfungsverhalten des Fußes negativ. Das kann zu Überlastungen führen.

Rechte Seite: Ein guter Schuh muss spezifische Eigenschaften aufweisen: Er muss Dämpfen, Stützen und Führen – vor allem aber muss er passen.

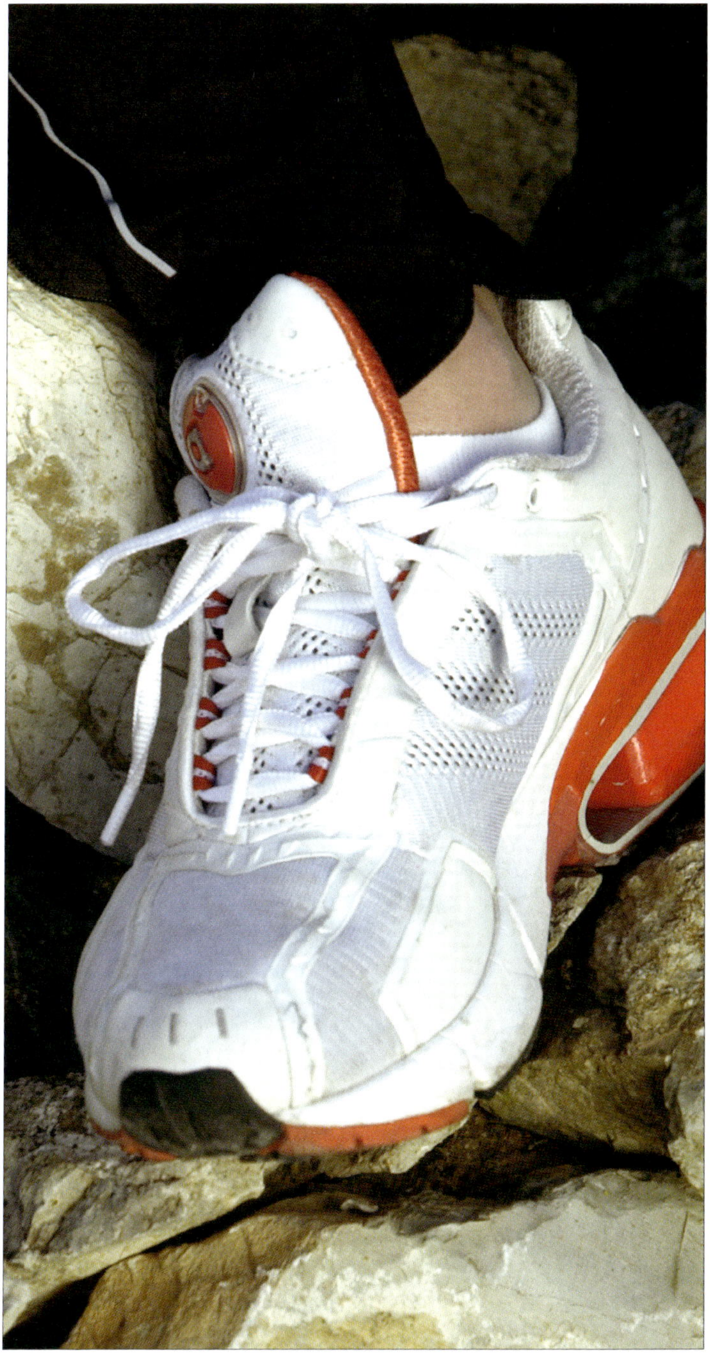

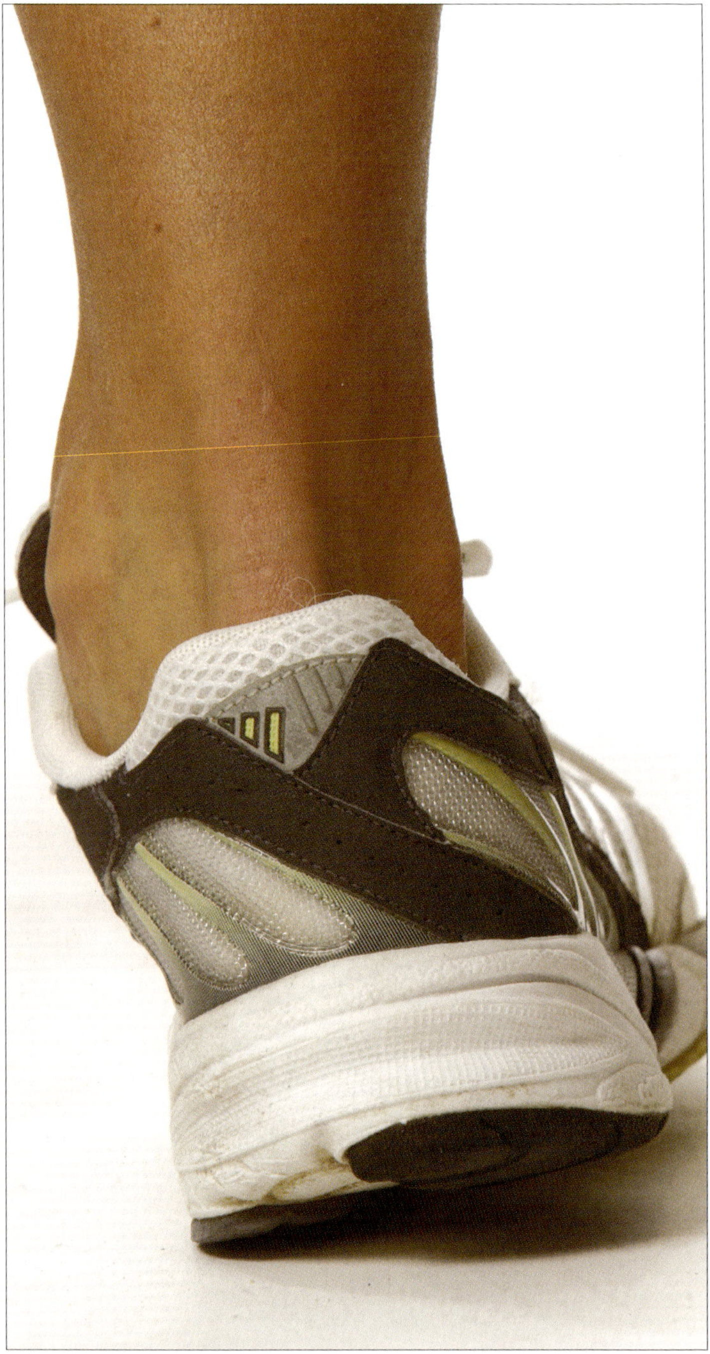

Führen

Ein idealer Schuh führt den Fuß sauber durch die Abrollbewegung und unterstützt das physiologische Abrollmuster; Verstärkungselemente geben dem Fuß zusätzlichen Halt.

Tipp: Kaufen Sie Ihre Schuhe in einem Lauffachgeschäft. Dort finden Sie eine große Auswahl und erhalten von qualifizierten Verkäufern eine gute Beratung. Bringen Sie ausreichend Zeit und Ihre alten Schuhe mit.

So finden Sie den richtigen Schuh für Ihre Füße

Kein Fuß ist wie der andere. Füße unterscheiden sich nicht nur in der Größe, sondern auch in der Breite, in der Höhe, in der (Fehl-) Form und im Abrollverhalten. Deshalb ist es wichtig, dass Sie einen Schuh finden, der für Ihren Fuß wie maßgeschneidert ist. Da heutzutage ungezählte Hersteller auf dem Markt sind, die jeweils eine ganze Palette unterschiedlicher Modelle anbieten, ist die Chance groß, dass Sie fündig werden. Sie benötigen nur ausreichend Zeit und Geduld. Um den passenden Schuh für Ihre Füße zu finden, beachten Sie folgende Punkte:

Passform

Achten Sie auf Ihr Gefühl. Wenn Sie in den Schuh reinschlüpfen, müssen Sie sich von Anfang an wohlfühlen. Glauben Sie nicht, dass sich der Schuh noch »einläuft«. Kaufen Sie einen Schuh auch nicht wegen seiner guter Testergebnisse, wenn er nicht zu 100 Prozent passt. Die Ferse muss gut im Schuh sitzen, wobei die Fersenkappe weder an der Ferse selber noch an der Achillessehne drücken darf. Im Zehenbereich sollte der Schuh ausreichend breit und lang sein, damit die Zehen beim Abdruck vom Boden genügend Platz zum Spreizen haben. Unterschiedliche Firmen haben unterschiedliche Passformen. Probieren Sie deshalb Schuhe verschiedener Hersteller an.

Fußtyp

Je nach Fußtyp und Abrollverhalten brauchen Sie einen Schuh, der Ihnen mehr oder weniger Stabilität und Führung bietet. Grundsätzlich kann man einen »Normalfuß« von pathologischen Fußfehlstellungen, wie Senk-Spreiz-Fuß und Hohlfuß unterscheiden. Ein »Normalfuß« hat in der Regel ein normales Abrollverhalten und benötigt selten Stützelemente im Schuh. Einen Senk-Spreiz-Fuß erkennen Sie daran, dass Fußlängs- und -quergewölbe abgeflacht sind. Senk-Spreiz-Füße neigen zur Überpronation, und benötigen meist stabile, gestützte Schuhe. Bei stärkerer Ausprägung und auftretenden Beschwerden sind Einlagen anzuraten. Bei Hohlfüßen ist das Fußgewölbe zu stark ausgeprägt. »Hohlfüßler« haben entweder ein normales Abrollverhalten oder rollen zu stark über die Schuh-

Linke Seite: Bei der Überpronation bricht der Fuß beim Abrollvorgang zu weit nach innen ein.

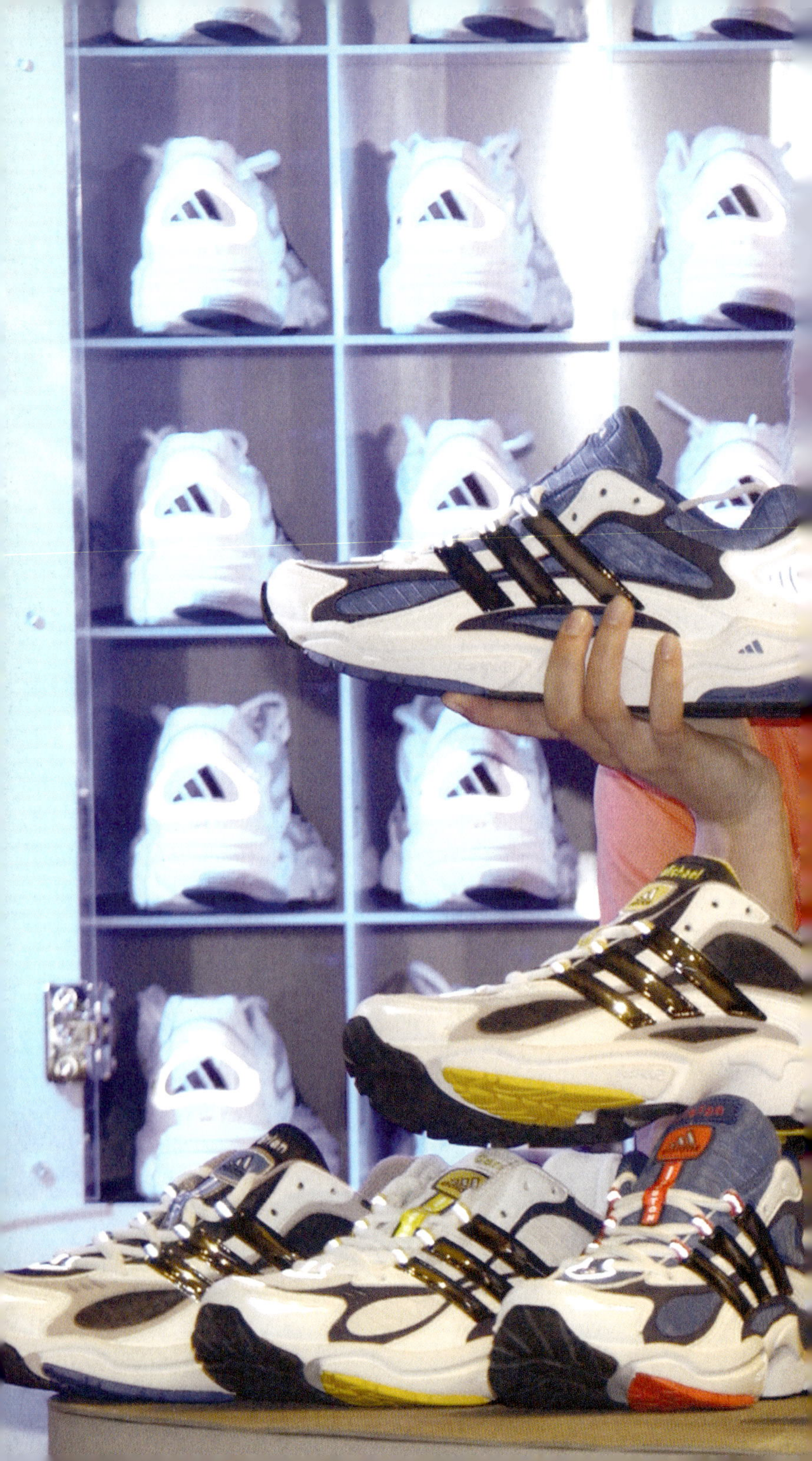

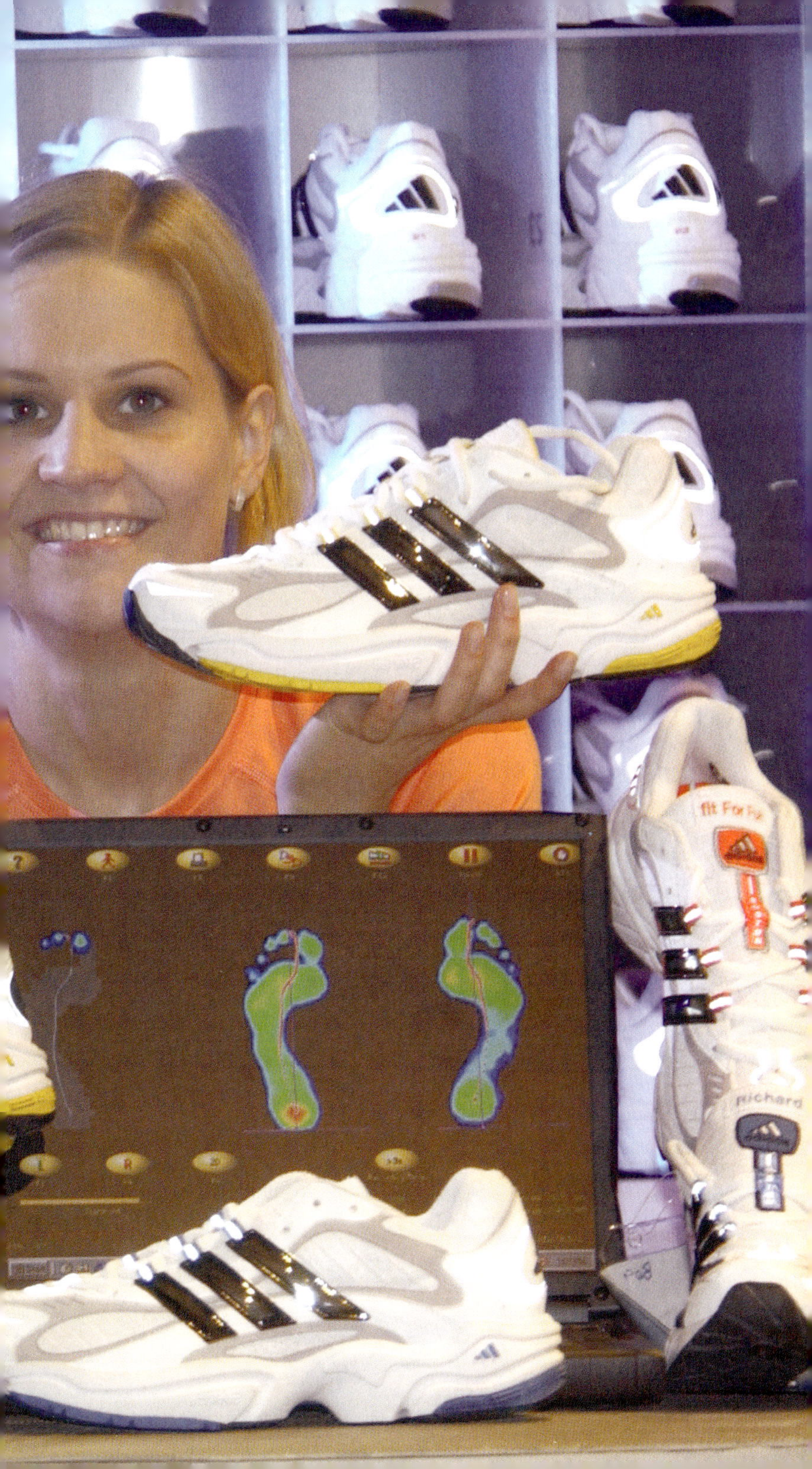
richard

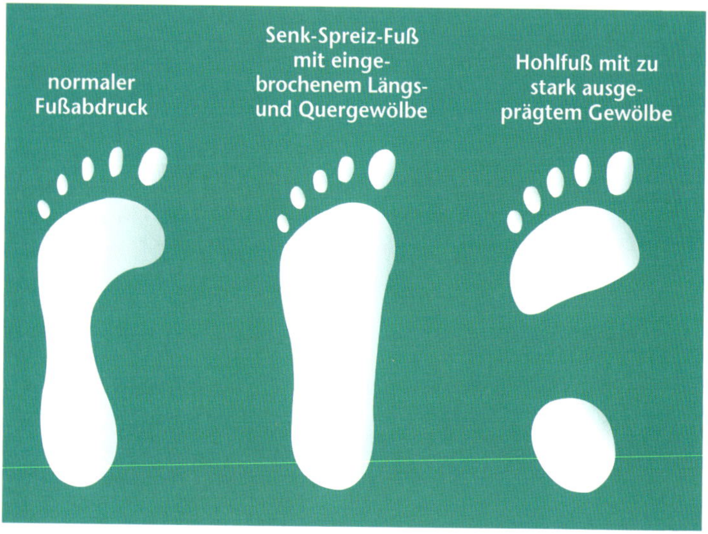

Fußabdrücke von verschiedenen Fuß-(fehl-)formen

Die Fuß-(fehl-)form bestimmt das Abrollmuster.

außenseite ab. Ein Hohlfuß ist unbeweglich und starr. Ein stark gestütz-ter Schuh behindert das natürliche elastische Abfedern des Fußes zusätzlich.

Lassen Sie sich in einem Fachgeschäft beraten. Ein guter Verkäufer nimmt Ihre Füße genau unter die Lupe. Er begutachtet den Fuß im Stehen, ohne und mit Schuh. Und er analysiert die Abrollbewegung beim Gehen. In manchen Geschäften schickt man Sie sogar auf ein Laufband, um die Abrollbewegung Ihrer Füße zu filmen. In Zeitlupe kann man dann eine Überpronation oder andere pathologische Abrollmuster sichtbar machen.

Einsatzbereich

Je nachdem, ob Sie auf dem Asphalt walken, oder sich Ihren Weg über unbefestigte Waldpfade bahnen, gibt es unterschiedliche Modelle. Sogenannte Trialschuhe haben eine grobe Sohle für optimalen Halt im Gelände. Das Obermaterial ist robuster und widerstandsfähiger gegen Witterungseinflüsse. Schuhe, die für den Asphalt konstruiert sind, haben geringes Profil und ein leichteres Obermaterial. Die meisten Walker sind

Vorhergehende Doppelseite: Spezielle Lauffachgeschäfte bieten eine gute Beratung und eine große Auswahl an Lauf- und Walkingschuhen.

Rechte Seite: Reinschlüpfen und Wohlfühlen. Nur wenn das der Fall ist, sollten Sie einen Schuh in die engere Auswahl nehmen.

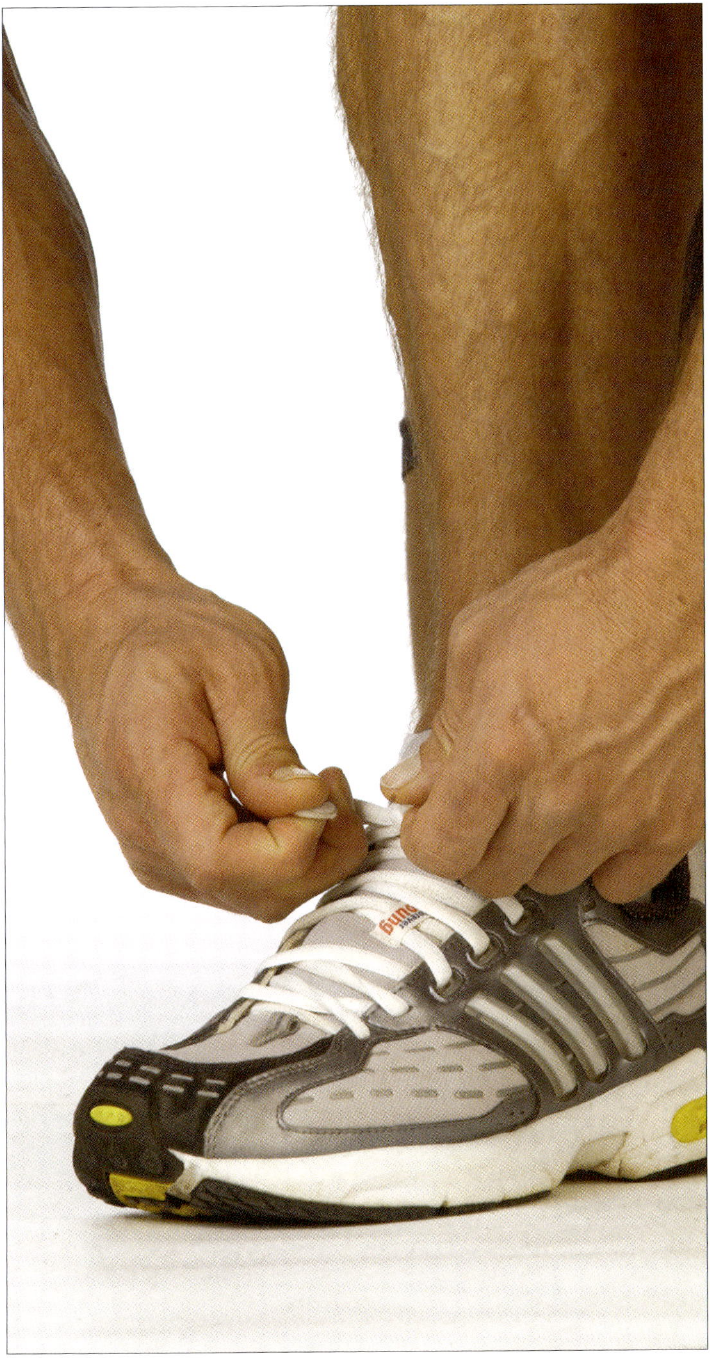

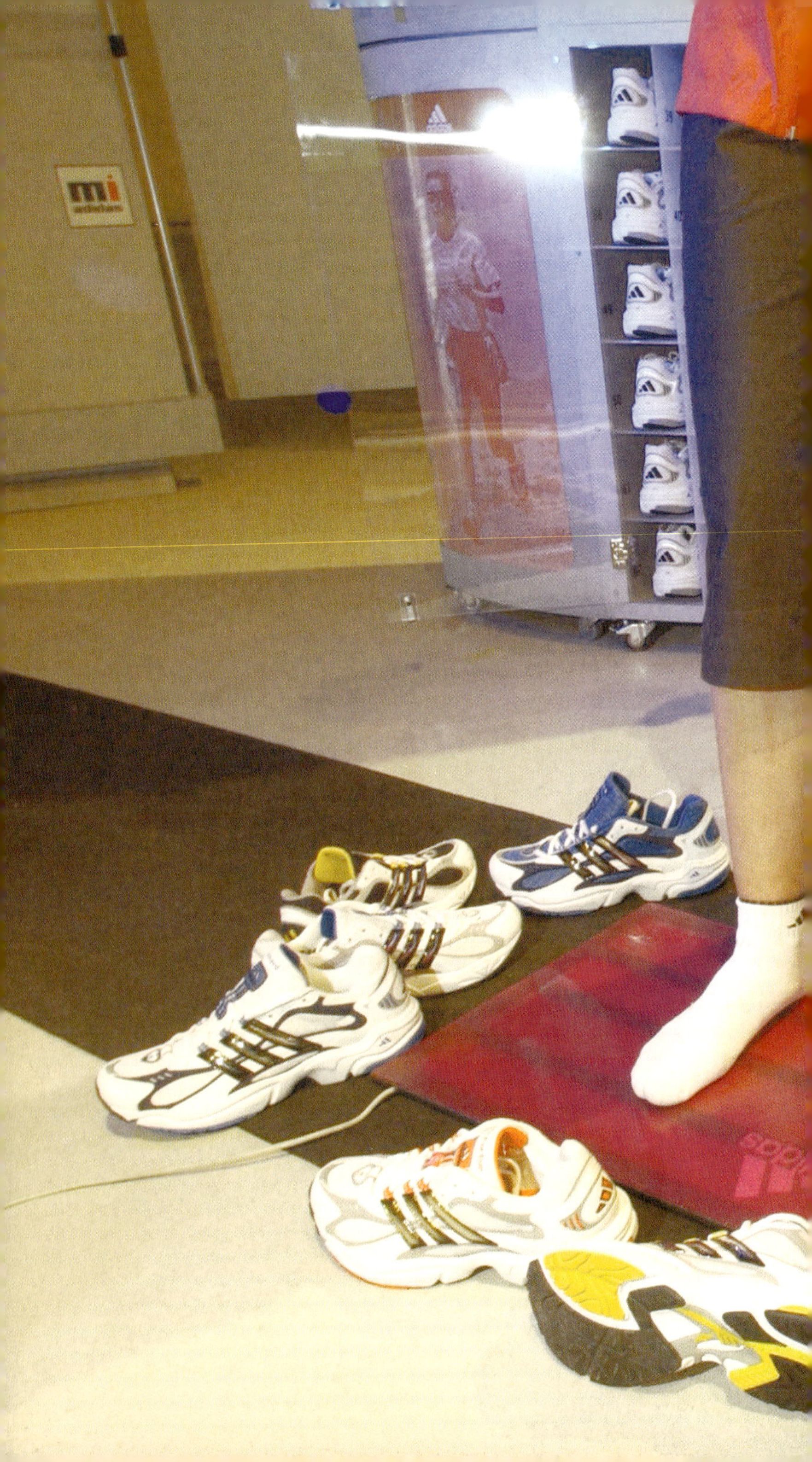
mi

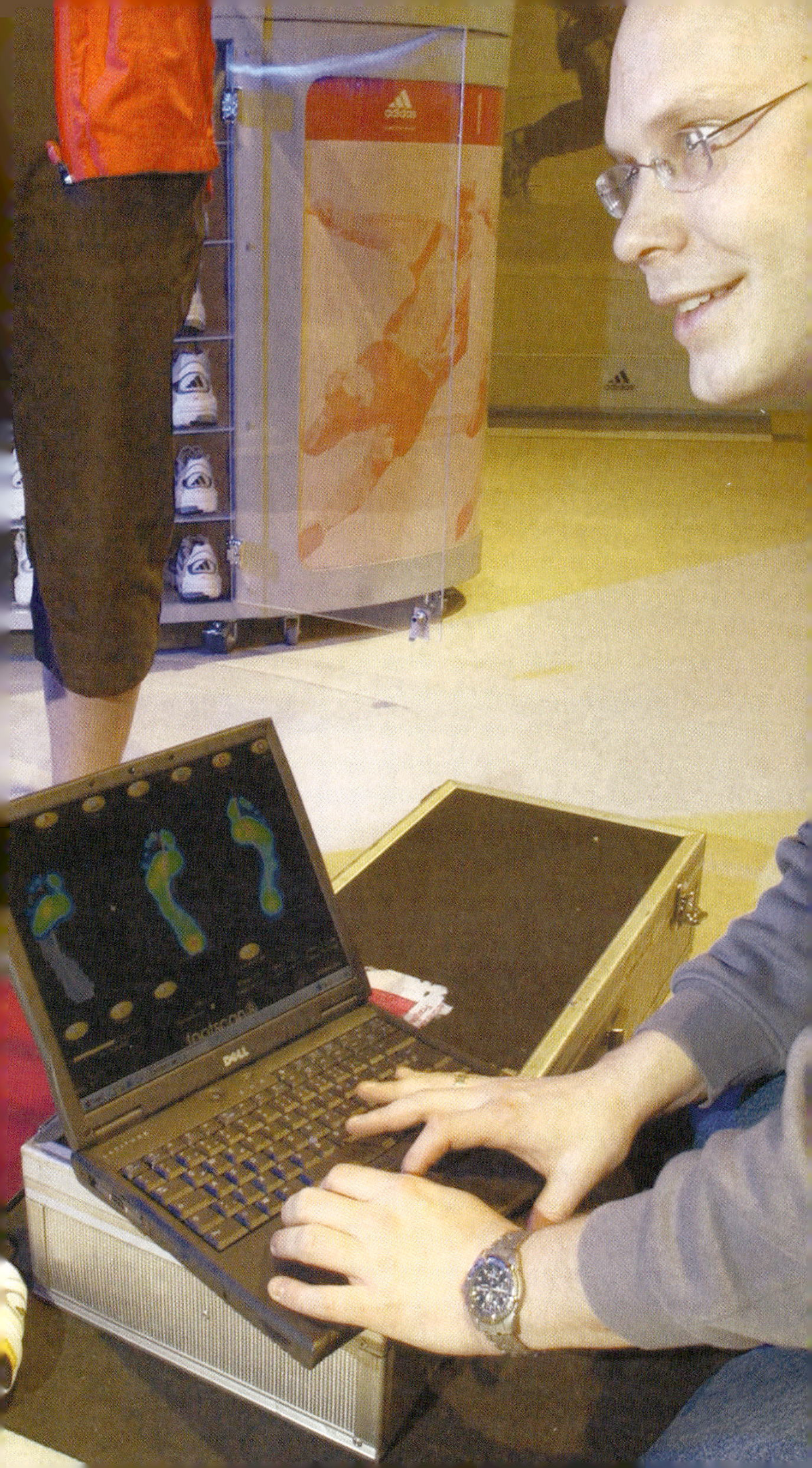
adidas
DELL

mit einem »Allround-Modell« am besten bedient, das für unterschiedliches Terrain in gleicher Weise geeignet ist.

Was Sie beim Kauf unbedingt beachten müssen

- Bringen Sie alte, abgelaufene Schuhe mit in das Geschäft. Ein guter Verkäufer kann von Ihren ausgelatschten Schuhen viel ablesen.
- Tragen Sie Einlagen? Bei der Anprobe unbedingt einlegen!
- Bringen Sie Zeit und Geduld mit. Gehen Sie nicht während der »Rushhour«, zum Schuhkauf.
- Der Schuh muss gut sitzen, aber im Zehenbereich noch ausreichend Platz bieten (fingerbreit vor dem großen Zeh).
- Einen guten Verkäufer erkennen Sie daran, dass er Sie mit vielen Fragen löchert.

Problemfüße gehören zum Orthopäden

Haben Sie Füße, die Probleme machen, ist es ratsam, einen Orthopäden aufzusuchen. Dieser begutachtet Ihre Füße und verschreibt Ihnen Einlagen, die den Fuß unterstützen und die Fußstellung verbessern. Das lindert häufig die Beschwerden. Für Sportschuhe benötigen Sie unbedingt flexible Einlagen aus Kunststoff.

Vorhergehende Doppelseite: Einige Fachgeschäfte analysieren computergestützt die Fußform und das Abrollverhalten beim Gehen oder Laufen.

Kapitel 6: Mit der richtigen Technik zum Erfolg

Um die beschriebenen positiven Effekte des Nordic Walking voll auszuschöpfen, ist eine gute Technik Voraussetzung. Nur wenn Sie mit forschen Schritten und kräftigem Armeinsatz walken, stählen Sie die Muskeln des gesamten Körpers, heizen den Fetten richtig ein und entlasten gleichzeitig die Gelenke. Legen Sie deshalb von Anfang an großen Wert auf die richtige Technik.

Diagonaler Bewegungsablauf wie beim Gehen

Die Technik des Nordic Walking ist spielend leicht zu erlernen. Der Bewegungsablauf entspricht dem des normalen Gehens und den haben Sie schon automatisiert. Lediglich der Armeinsatz wird durch die Verwendung der Stöcke intensiviert.

Wie beim Gehen schwingen beim Nordic Walking diagonales Bein und diagonaler Arm gleichzeitig nach vorne. Das heißt, wenn das linke Bein in der Schwungphase nach vorne geführt wird, schwingt gleichzeitig der rechte Arm nach vorne. Setzt das linke Bein zu Beginn der Stützphase mit der Ferse auf, beginnt der Stockeinsatz mit dem rechten Arm. Während der Stützphase des linken Beines unterstützt der rechte Arm die Vorwärtsbewegung durch einen kräftigen Schub über den Stock. Am Ende der Stützphase erfolgt gleichzeitig ein kräftiger Abdruck vom linken Fuß und vom rechten Arm über den Stock.

Mit großen Schritten zum Erfolg

Die Beinarbeit entspricht der des klassischen Walkings. Der Fuß setzt zu Beginn der Stützphase mit der Außenseite der Ferse auf und rollt dann sanft über die gesamte Fußsohle ab. Am Ende der Stützphase erfolgt ein kräftiger Abdruck über den Großzehenballen und die Zehen. Während

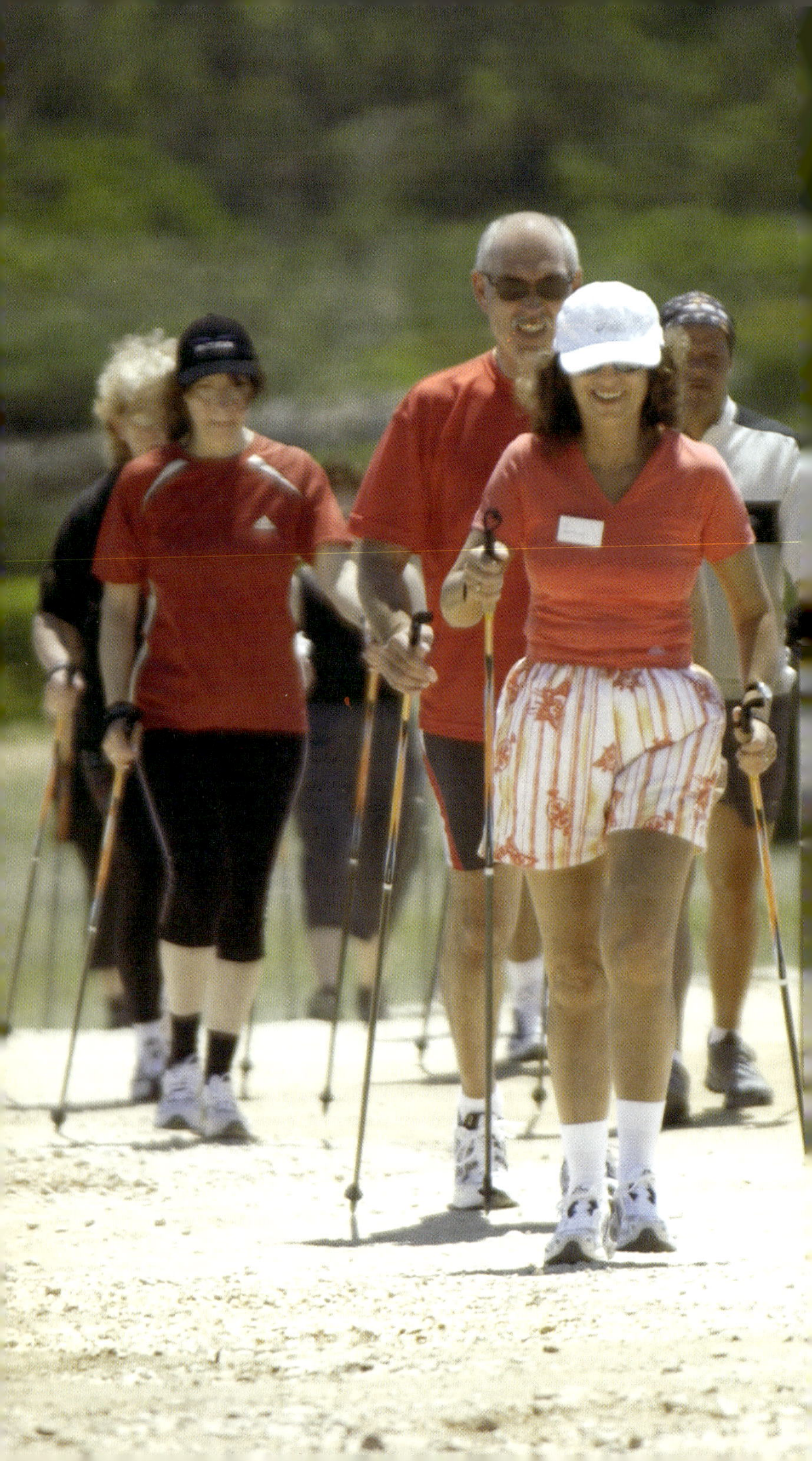

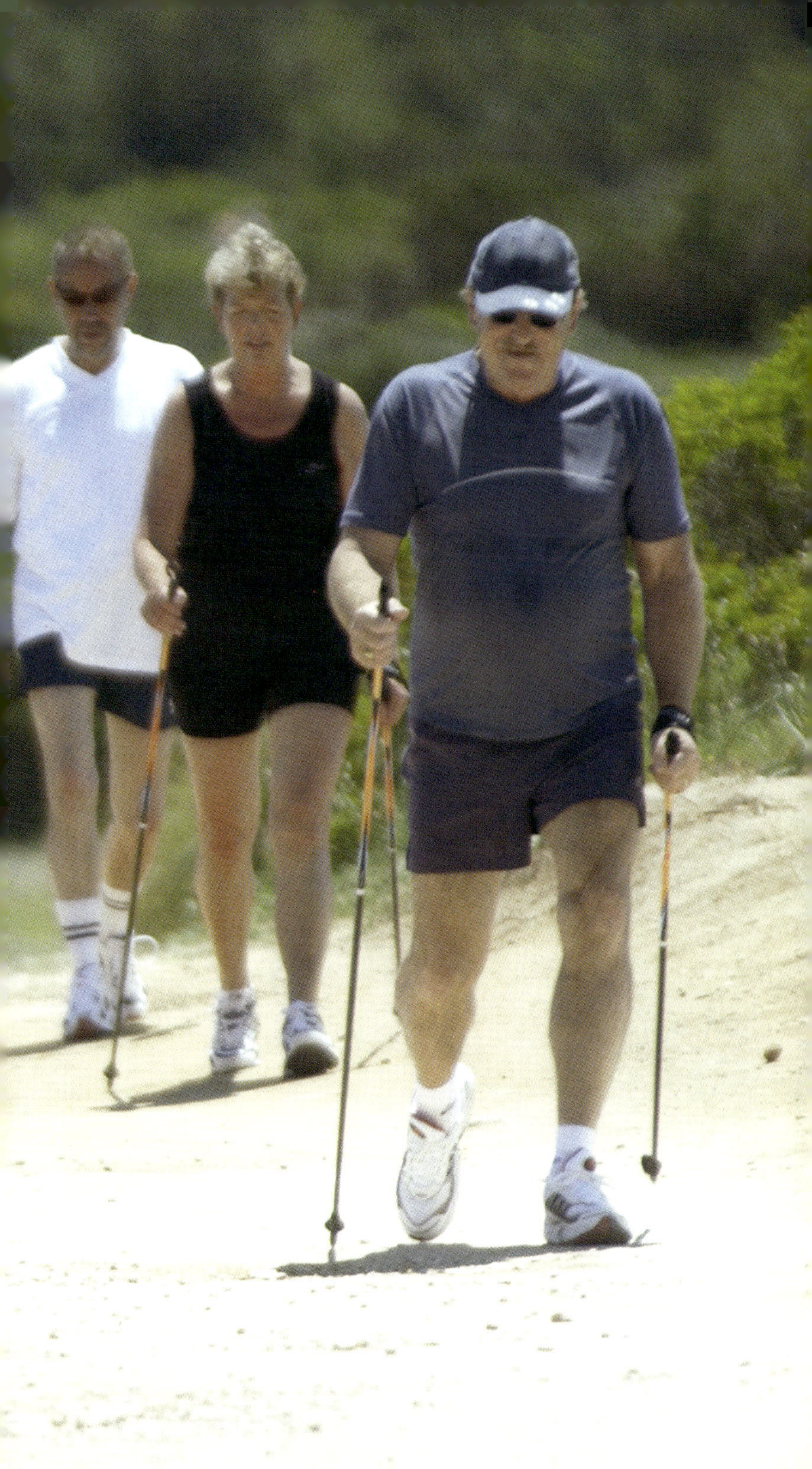

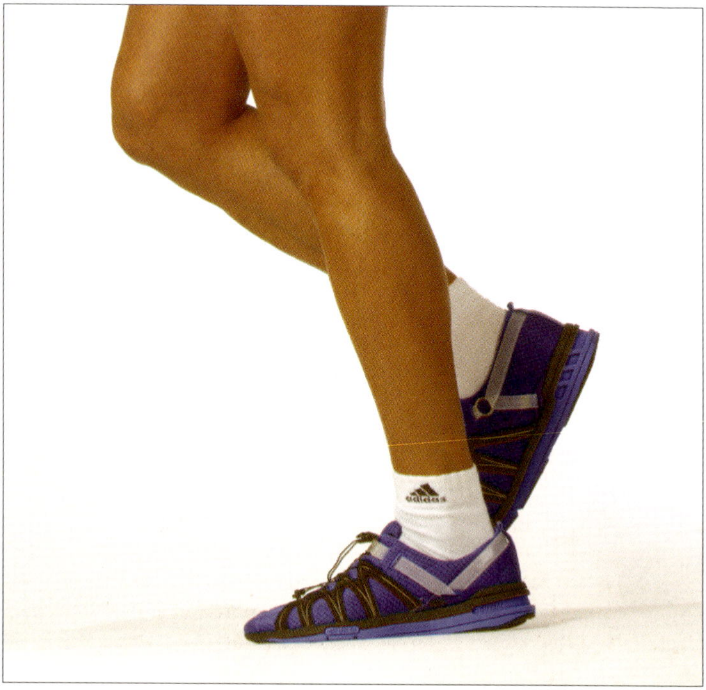

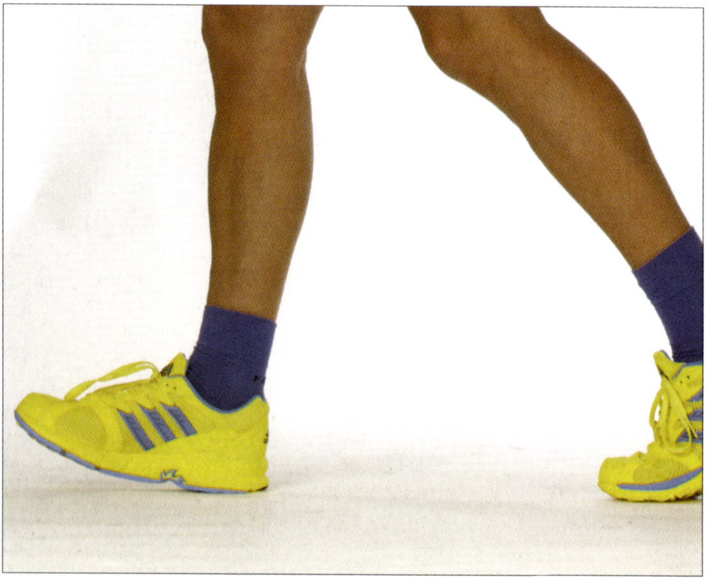

Wie beim Walking setzt auch beim Nordic Walking der Fuß mit der Ferse auf und rollt sanft über die ganze Sohle ab.

beim Walking ohne Stöcke die Geschwindigkeit über eine hohe Frequenz mit kurzen schnellen Schritten gesteigert wird, führt man beim Nordic Walking flache, langgezogene Schritte aus. Der kräftige Abdruck am Ende der Stützphase sorgt dafür, dass Sie Ihre Wadenmuskulatur richtig einsetzen und der Schritt hinter dem Körper in die Länge gezogen wird. Große Schritte sind die Voraussetzung für eine dynamische Armarbeit mit großer Amplitude.

Schalten Sie den Turbolader ein–mit der richtigen Armarbeit

Der Armeinsatz ist der Schlüssel zum Erfolg. Mit der richtigen Armarbeit lässt sich der Energieverbrauch im Gegensatz zum klassischem Walking um bis zu 46 Prozent steigern.

Im Gegensatz zum Walking ist beim Nordic Walking der Oberkörper leicht nach vorne geneigt. Dies ermöglicht einen optimalen Einsatz der Arm- und Rumpfmuskulatur.

Der ganze Arm schwingt locker im Schultergelenk nach vorne. Der Stock hängt dabei in der Schlaufe oder wird leicht mit der Hand gehalten. So können Sie die Muskeln in dieser Phase optimal entspannen. Nach dem Nach-Vorne-Schwingen des Armes erfolgt der Stockeinsatz.

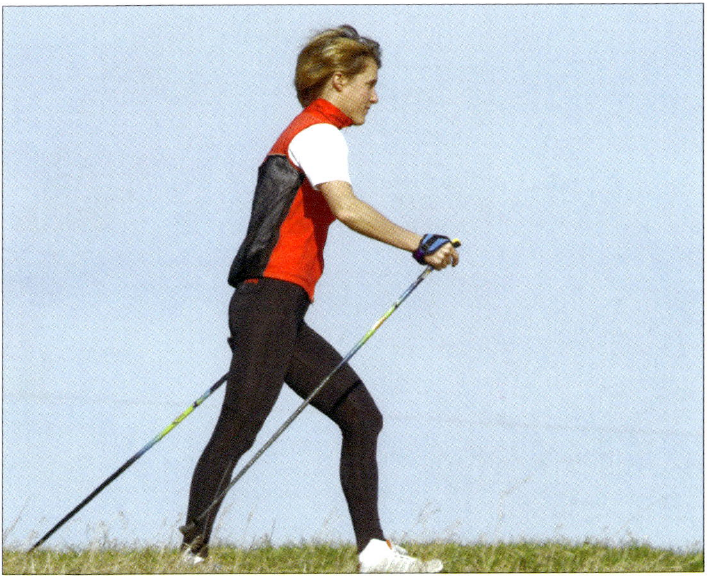

Linkes Bein und rechter Arm schwingen gleichzeitig nach vorne (Diagonale). Der Stock zeigt bei seinem Einsatz schräg nach hinten.

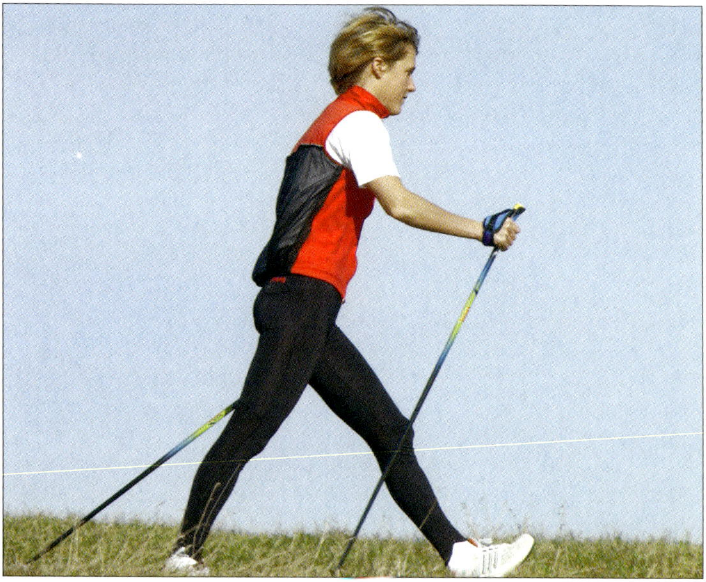

Beginn der Zugphase des rechten Armes. Das linke Bein übernimmt dann die Belastung.

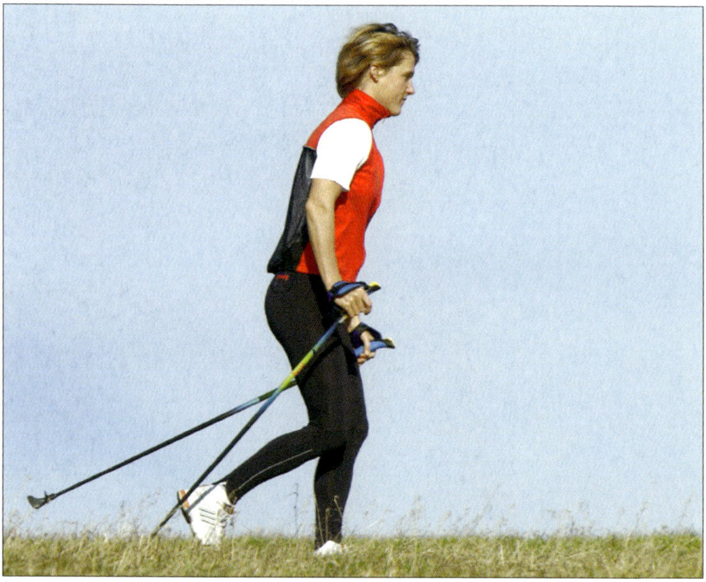

Übergang zwischen Zug- und Schubphase des rechten Armes. Rechtes Bein und linker Arm schwingen nach vorne

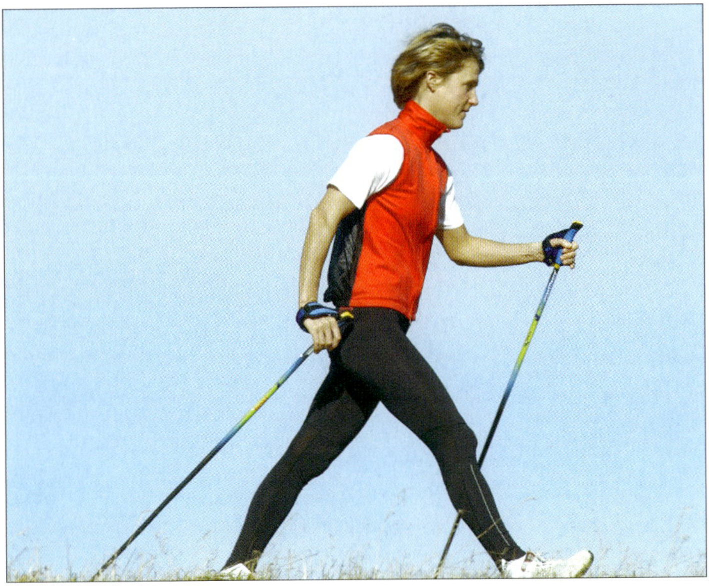

Rechtes Bein setzt mit der Ferse auf. Linker Arm setzt den Stock ein.

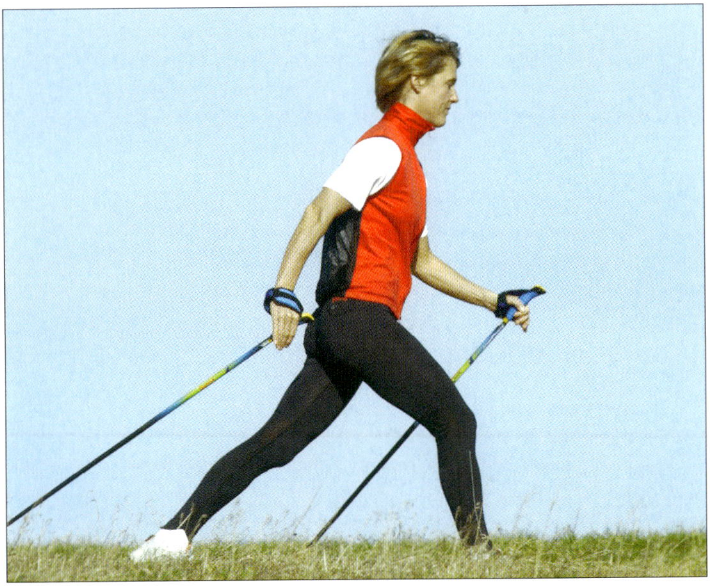

Kräftiger Abdruck mit dem rechten Arm bis hinter die Hüfte. Abdruck vom linken Fuß über den Großzehenballen.

Die Hand schließt sich um den Griff. Der Stock zeigt dabei schräg nach hinten, die Stockspitze befindet sich niemals vor dem Körper. Jetzt beginnt die Zugphase: Der Arm zieht mit leicht gebeugtem Ellenbogen nach hinten. Nach Passieren des Körpers erfolgt die Druckphase. Diese ist gekennzeichnet durch einen kräftigen Abdruck des Armes bis hinter die Hüfte. Der Ellenbogen wird hierbei ganz durchgestreckt. Mit dem Abdruck öffnet sich die Hand und die Muskulatur entspannt, während der Arm locker nach vorne schwingt.

Achten Sie darauf, dass Sie die Stöcke nah am Körper, parallel zur Laufrichtung und nicht seitlich einsetzen. Die Schultern sind entspannt und auf keinen Fall nach oben gezogen. Der Bewegungsablauf ist insgesamt rhythmisch und flüssig.

In Windeseile gelernt

Die Technikbeschreibung klingt komplizierter, als sie es in Wirklichkeit ist. Probieren Sie es einfach aus. Nordic Walking ist ein ganz natürlicher Bewegungsablauf, den Sie im Prinzip schon können. Und Sie werden feststellen: Nur wenn Sie zu viel denken, machen Sie Fehler.

Die Grobform

Mit der folgenden Anleitung schaffen Sie den Einstieg in die Grundtechnik, die Sie nach und nach verfeinern:

- Lassen Sie zunächst beim Gehen die Hände leicht geöffnet, so dass die Stöcke nur an den Schlaufen hängen. Sie werden feststellen, dass Ihre Arme automatisch gegengleich zur Beinbewegung pendeln.
- Betonen Sie den Armschwung mehr und vergrößern Sie die Amplitude.
- Drücken Sie sich von den Stöcken nach hinten mit mäßiger Kraft ab, ohne den Griff mit den Händen zu umfassen.
- Greifen Sie jetzt den Stock während der Abdruckphase und lassen ihn nach dem Abdruck wieder locker.

Die Feinform

- Verfeinern Sie Ihre Technik, indem Sie folgende Punkte beachten:
- Lang gezogene Schritte
- Oberkörpervorlage
- Der ganze Arm schwingt im Schultergelenk nach vorne.
- Die Hand drückt bis hinter die Hüfte nach.
- Die Hand lässt nach dem Abdruck locker und schwingt entspannt nach vorne.

Tipp: Wenn Sie aus dem Rhythmus kommen, lassen Sie die Arme locker hängen, öffnen die Hände und lassen die Stöcke einfach baumeln, ohne sich auf die Bewegung zu konzentrieren. So finden Sie automatisch wieder in den natürlichen, diagonalen Bewegungsrhythmus zurück.

Typische Fehlerbilder

In der folgenden Tabelle sind häufige Fehler mit ihren Folgen, sowie die Möglichkeiten ihrer Korrektur beschrieben:

Fehlerbild	Auswirkung	Korrekturmöglichkeiten
Passgang (Arm und Bein einer Körperseite werden gleichzeitig nach vorne geführt)	Unphysiologischer, unharmonischer Bewegungsablauf. Rotationsneigung des gesamten Körpers, da fehlendes Widerlager.	Arme mit geöffneten Händen beim Gehen mitpendeln lassen. Stöcke zunehmend mit einsetzen. Kniehebelauf: Dabei gegenseitigen Ellenbogen und Knie annähern.
Kleine Schritte	Unzureichender Armeinsatz mit geringer Amplitude und Dynamik	Kontrastlernen: Abwechselnd kurze und lang gezogene Schritte mit kräftigem Fußabdruck ausführen.
Aufrechter Oberkörper	Geringer Einsatz der Rumpfmuskulatur beim Armeinsatz	Kontrastlernen: Im Wechsel aufrecht und mit vorgeneigtem Oberkörper walken.
Stockeinsatz vor dem Körper (Stöcke zeigen nicht schräg nach hinten)	Zu Beginn der Zugphase keine Kraftentfaltung des Armes möglich	Hände locker, geöffnet. Stockspitzen beim Vorschwingen über den Boden schleifen lassen. von Beginn der Zugphase an kräftiger Armeinsatz nach hinten. Druck dabei über die Schlaufe.
Armarbeit nur aus dem Ellenbogen	Nur Armmuskulatur arbeitet. Keine Beteiligung der Rumpfmuskulatur.	Walking mit Doppelstockeinsatz. Ganzer Arm schwingt aus dem Schultergelenk nach vorne.
Fehlender Schub hinter die Hüfte	Wenig Vortrieb, dadurch verstärkte Beinarbeit	Walking mit Doppelstockeinsatz. Bewusstes Nachdrücken bis hinter Hüfte.
Hände halten Griff verkrampft	Keine Entspannung der Muskulatur. Verspannungen und Überlastungen im Unterarm-, Handgelenk- oder Ellenbogenbereich.	Hände geöffnet lassen. Druck über Schlaufe. Bewusst lockeres Vorschwingen des Armes.

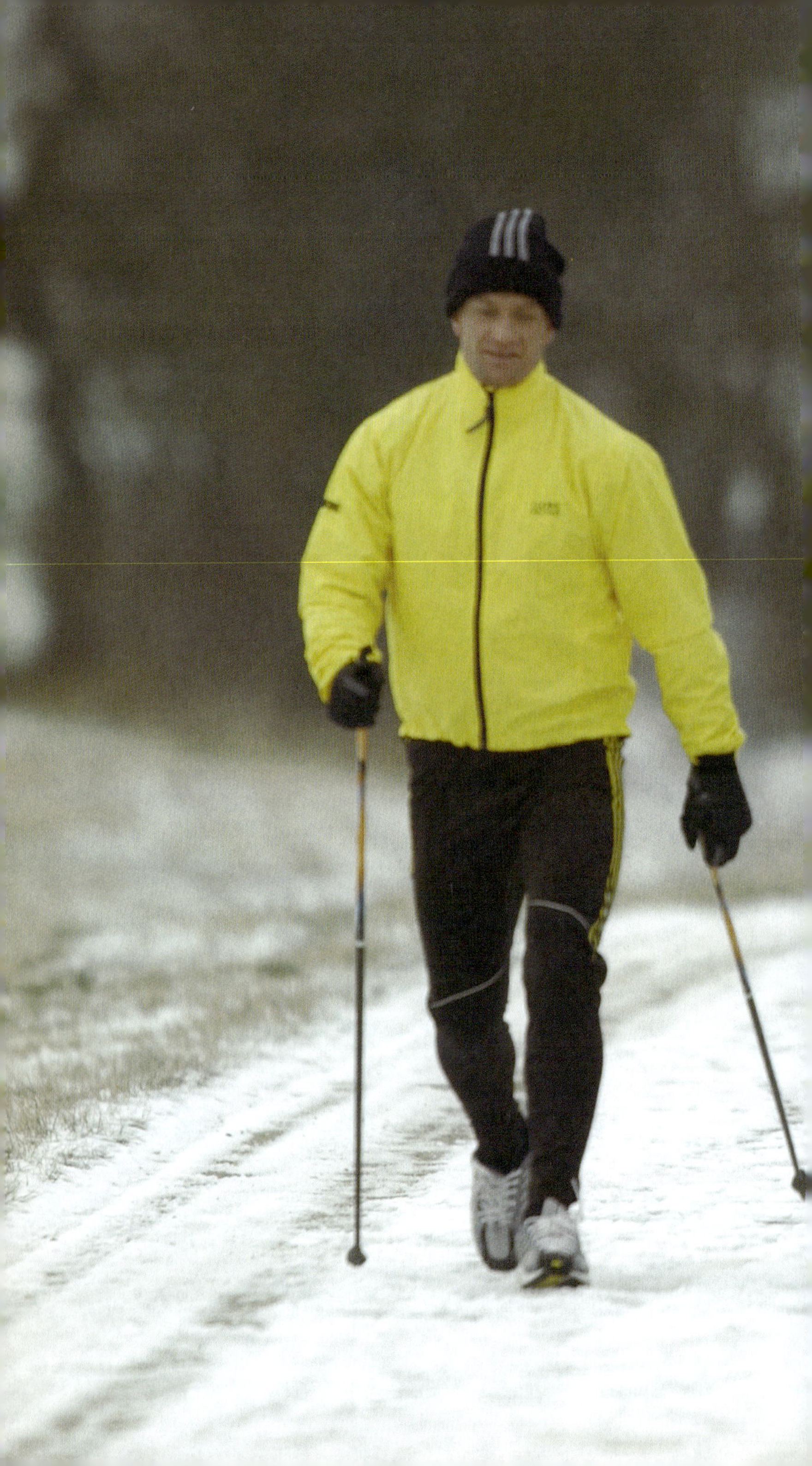

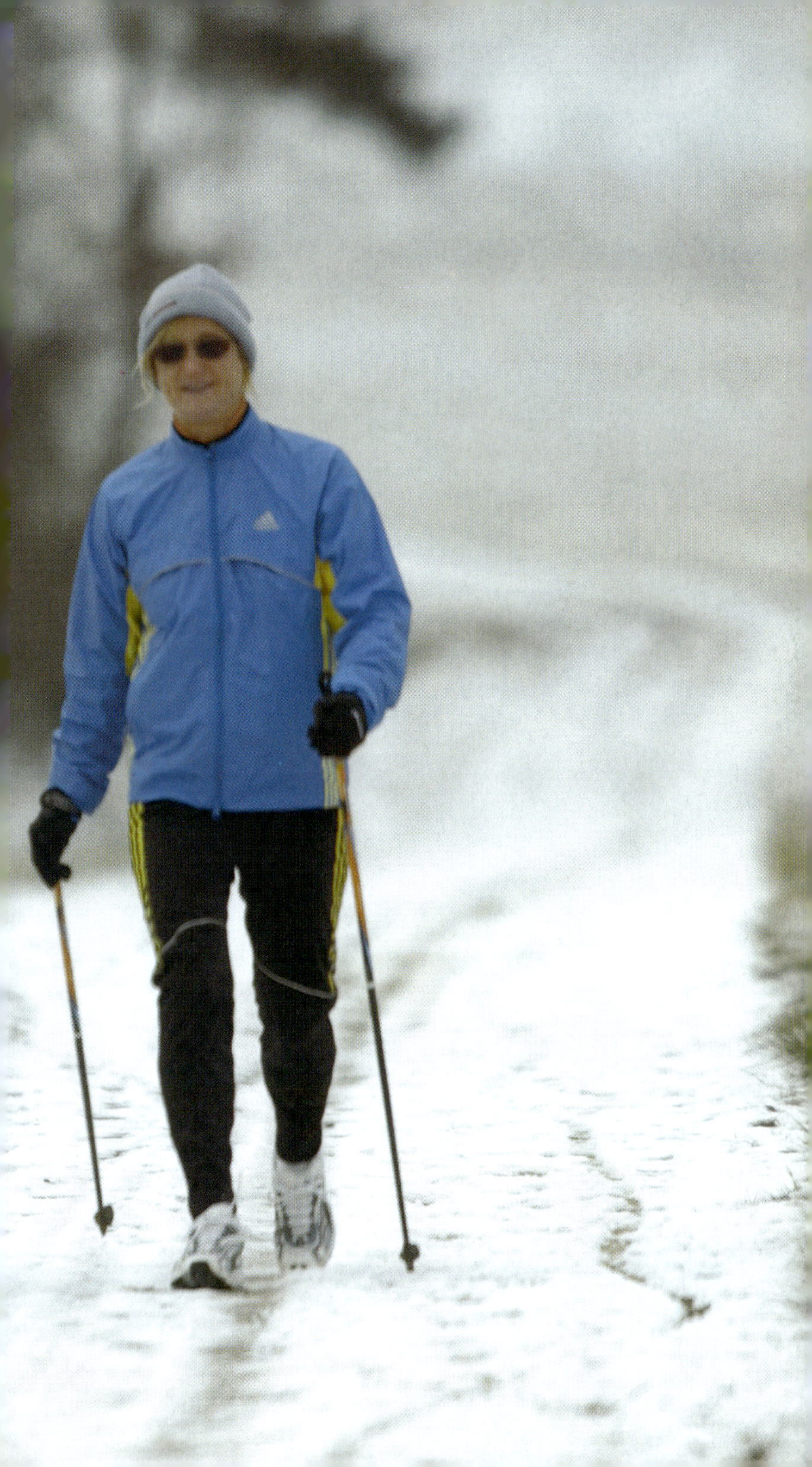

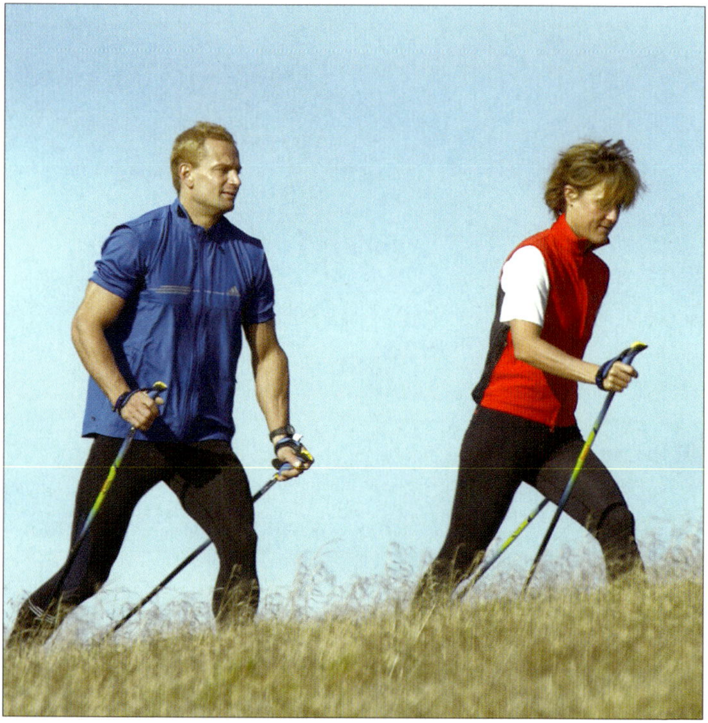

Eine besondere Herausforderung: Nordic Walking querfeldein. Die Stöcke sorgen hierbei für Vortrieb und Sicherheit.

Über Stock und Stein

Zum Erlernen der Technik sind breitere Wege auf ebenem Gelände ideal. Griffiger Waldboden oder Schotter sind besser geeignet als Asphalt. Hier finden Sie mit den Stöcken besseren Halt und können die Arme kräftiger einsetzen. Beherrschen Sie den Bewegungsablauf inzwischen und suchen eine neue Herausforderung? Dann gehen Sie doch zur Abwechslung mal in das Gelände und machen eine anspruchsvolle Tour querfeldein. Mit den Stöcken stellt sich Ihnen kein Hindernis mehr in den Weg. Kleine Bäche, Baumstämme oder große Pfützen sind dann eine willkommene Abwechslung. Mit Allradantrieb bahnen Sie sich spielend leicht und sicher Ihren Weg über Stock und Stein. Selbst im Schnee lässt es sich mit den Stöcken gut walken. Manche Stockhersteller bieten für den Winter Aufsätze (Teller) an, damit die Stöcke nicht im Schnee versinken.

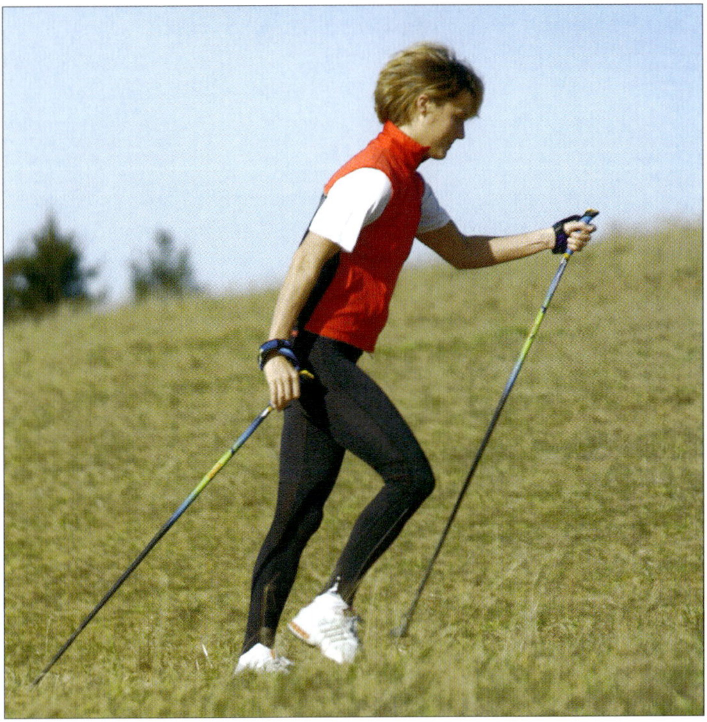

Technik bergauf: Oberkörpervorlage, forcierter Armeinsatz und kräftiger Abdruck über die Fußballen.

Die Technik im bergigen Gelände

Bergauf haben Sie beim Nordic Walking immer Rückenwind. Der Armeinsatz unterstützt die Beine und sorgt für Vortrieb, so dass Sie ohne Anstrengung und doch im Eiltempo die Berge erklimmen. Bergab geben Ihnen die Stöcke Sicherheit und entlasten Ihre Kniegelenke. Bevor Sie sich an große Touren im hochalpinen Gelände heranwagen, ist es ratsam, zunächst bei Wanderungen im hügeligen Gelände an Ihrer Kondition und Technik zu feilen.

Bergauf

Beim bergauf Gehen behalten Sie Ihre Pulsuhr gut im Auge. Schon eine leichte Steigung von fünf Prozent erhöht die Intensität um 60 Prozent und lässt den Puls leicht in den roten Bereich schnellen. Kontrollieren Sie deshalb Ihr Tempo über den Puls.

Die Technik beim bergauf Gehen unterscheidet sich von der Technik in der Ebene. Bergauf ist der Oberkörper in stärkerer Vorlage und die Arme werden kräftiger eingesetzt. Die Beine drücken sich mit jedem Schritt kräftig über den Fußballen ab. Die Schrittlänge ist von der Steigung abhängig. Je steiler das Gelände, desto kürzer werden die Schritte.

Bergab

Bergab Gehen belastet Muskeln und Gelenke mehr als bergauf Gehen und kann zu Überlastungen führen. Achten Sie deshalb auf eine gute Technik und gewöhnen Sie Ihre Beine langsam an diese Belastung. Um Ihren Puls müssen Sie sich bergab nicht kümmern.

Machen Sie kleine Schritte und halten Sie den Körperschwerpunkt möglichst tief. Halten Sie die Beine leicht gebeugt und schieben Sie Ihren Po etwas nach hinten. Setzten Sie bei steileren Abstiegen die Stöcke vor dem Körper ein. So können Sie Gewicht von Ihren Beinen nehmen und die Kniegelenke entlasten. Bei geringer Hangneigung setzen Sie die Stöcke hinter dem Körper ein.

Tipp: Nordic Walking im bergigen Gelände stellt eine Herausforderung für Ihre Beinmuskeln dar. Po, Oberschenkel und Wade werden optimal trainiert. Die Muskeln wachsen, werden ausdauernder und kräftiger.

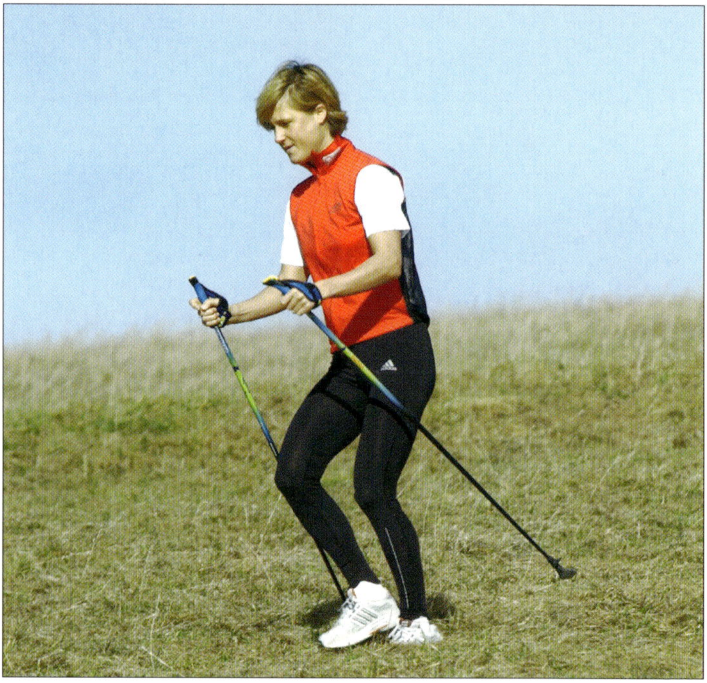

Technik bergab: Kleine Schritte bei niedrigem Körperschwerpunkt.

Kapitel 7: Clever Trainieren

Das Entscheidende beim Nordic Walking ist, dass Sie sich richtig belasten. Denn nur wenn Sie sich nicht überfordern, aber dennoch Ihren Körper etwas aus der Reserve locken, entfaltet diese Sportart ihre Wunderwirkung.

Aber wie wissen Sie, ob Sie sich optimal belasten? Denn was für den einen zu langsam ist, ist für den anderen schon zu schnell.

Hören Sie auf Ihren Puls

Je schneller Sie walken, desto schneller schlägt Ihr Herz. Denn geben Sie mehr Gas, brauchen Ihre Muskeln mehr Sauerstoff. Das Herz als zentrale Pumpe versorgt die Muskeln über das Blut mit diesem Lebenselixier. Ihr Puls ist sozusagen ein direktes Maß für den Grad der Anstrengung. Am Puls können Sie ablesen, ob Sie noch Luft haben oder ob Sie besser einen Gang runterschalten.

Niemals zu schnell
Sind Sie zu schnell unterwegs und strengen sich zu sehr an, dann kommt das Herz-Kreislauf-System mit dem Sauerstoffnachschub für die Muskeln nicht mehr hinterher. Den Muskeln geht dann sprichwörtlich die Luft aus. Zwar können Muskeln auch ohne Sauerstoff Energie gewinnen und diese in Muskelkraft umsetzen, jedoch verbrennen Sie dann ausschließlich Zucker. Von den ungeliebten Fetten wird kein einziges Gramm verbrannt, der Weihnachtsspeck bleibt gänzlich unangetastet.

Die Sache hat noch einen Haken: Ohne Sauerstoff wird Zucker nur unvollständig verbrannt, es entsteht ein Abfallprodukt, die Milchsäure, in Fachkreisen auch Laktat genannt. Milchsäure verheißt für den Körper nichts Gutes. Zirkuliert zu viel von diesem Leistungskiller im Blut, steigen die Stresshormone an, wird das Immunsystem geschwächt und der Körper insgesamt belastet. Laufen Sie zu schnell, dann schaden Sie Ihrem Körper mehr, als Sie ihm nutzen.

In der Sportwissenschaft nennt man den Bereich, in dem der Muskel ohne Sauerstoff arbeitet, **anaeroben Bereich.** Diesen Bereich sollten Sie unbedingt vermeiden.

Den Bereich, in dem der Muskel ausreichend Sauerstoff zur Verfügung hat, bezeichnet man **aeroben Bereich**. In diesem Bereich verbrennt der Muskel im Sauerstoffüberschuss Fette und Zucker vollständig. Übrig bleiben nur Wasser und Kohlendioxid. Wenn Sie sich und Ihrem Körper etwas Gutes tun wollen, dann bleiben Sie ausschließlich in diesem Bereich.

Den Pulswert, bei dem der Muskulatur der Sauerstoff ausgeht, bei dem sie umschaltet von Fett- auf Zuckerverbrennung und bei dem sich mehr Milchsäure im Körper anhäuft als abgebaut werden kann, nennt man **Schwellenpuls**. Das kann man im Blut messen. An der Schwelle beträgt der Milchsäurespiegel im Blut ca. vier mmol/l. Achten Sie darauf, den Schwellenpuls nicht zu überschreiten. Überlassen Sie das den Leistungssportlern. Während eines 400-Meter-Laufs kann der Milchsäurewert bis auf über 20 mmol/l ansteigen. Leistungssportler vertragen das, weil sie das täglich trainieren. Mit Gesundheitssport hat das jedoch nichts zu tun.

Die folgende Tabelle zeigt einen Überblick über die aerobe und anaerobe Energiegewinnung.

Aerober Bereich	**Anaerober Bereich**
Sauerstoffüberschuss Fett und Zucker als Energie lieferanten	Sauerstoffmangel Ausschließlich Zucker als Energie lieferant
wenig Milchsäure im Blut (<4 mmol/l	viel Milchsäure im Blut (>4mmol/l)
ausgeglichenes Säure-Basen-Milieu	Übersäuerung des Körpers
maximale Gesundheits- und Trainingseffekte	Belastung für den Körper

Der optimale Pulsbereich

Sie wissen bereits, dass es empfehlenswert ist, sich unterhalb des Schwellenpulses zu bewegen. Nur ist dieser Bereich sehr groß. Welcher Pulswert verspricht nun die maximalen Effekte? Bei welchem Puls kommt die Fettverbrennung so richtig in Gang? Bei welchem Puls stärken Sie am effektivsten Ihr Herz?

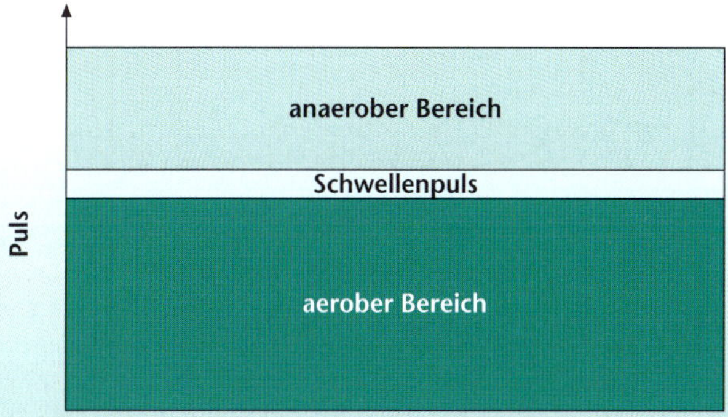

Aerober und anaerober Bereich

Prinzipiell gibt es nicht einen Pulswert, sondern einen ganzen Bereich, den man je nach Zielsetzung ausnutzen kann.

Die Spanne reicht von 55 Prozent bis 85 Prozent des Maximalpulses. Ihren Maximalpuls können Sie annäherungsweise mit der Formel: 220 – Lebensalter (Mann), bzw. 226 – Lebensalter (Frau) berechnen. Hier stellt sich unter normalen Umständen ein Milchsäurewert im Blut von zwei bis vier mmol/l ein.

Unterhalb von 55 Prozent Ihres Maximalpulses gehen Sie spazieren. Das ist gesund, bringt jedoch wenig für Herz-Kreislauf, Muskulatur und gegen den Hüftspeck. Oberhalb 85 Prozent Ihres Maximalpulses werden Sie dagegen sauer.

Der Bereich zwischen 55 Prozent und 85 Prozent des Maximalpulses, bzw. einem Milchsäurewert zwischen zwei und vier mmol/l im Blut, lässt sich in unterschiedliche Teilbereiche untergliedern:

Gesundheitsbereich

Pulswert (Mann): (220 – Lebensalter) x 0,55–0,65
Pulswert (Frau): (226 – Lebensalter) x 0,55–0,65
Laktatwert: ca. 2 mmol/l
Wirkung:

- Beschleunigung der Erholung,
- Verbesserung der peripheren Durchblutung (beschleunigte Heilung, z.B. bei Muskelkater).

Stabilisationsbereich

Pulswert (Mann): (220 – Lebensalter) x 0,65–0,75
Pulswert (Frau): (226 – Lebensalter) x 0,65–0,75
Laktatwert: 2–3 mmol/l

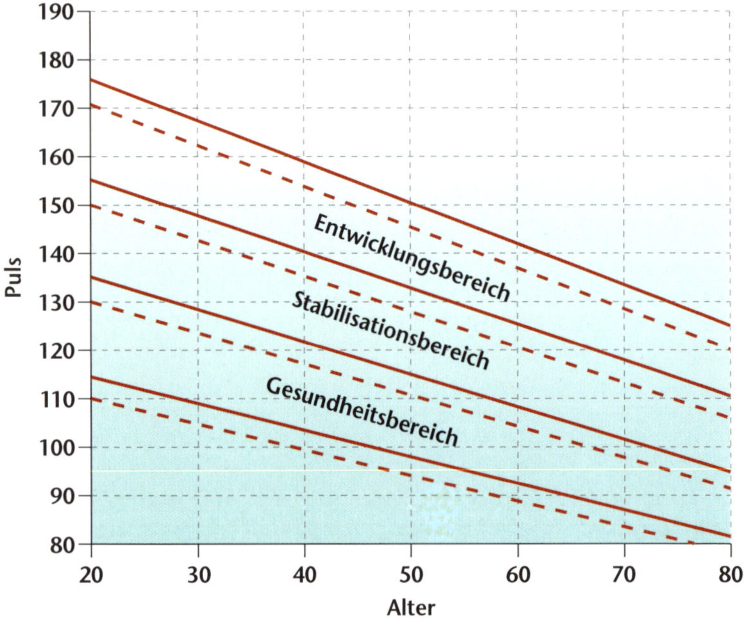

Trainingspuls in Abhängigkeit vom Lebensalter bei Frauen (—) und Männern (– –)

Wirkung:

- Training der Grundlagenausdauer,
- Verbesserung der Fettverbrennung (bei einer Dauer von über 45–60 min),
- Verbesserung der Kapillarisierung,
- Konservieren des verbesserten Leistungsniveaus.

Entwicklungsbereich

Pulswert (Mann): (220 – Lebensalter) x 0,75–0,85
Pulswert (Frau): (226 – Lebensalter) x 0,75–0,85
Laktatwert: 3–4 mmol/l
Wirkung:

- Maximaler Kalorienverbrauch,
- wirksames Herz-Kreislauf-Training,
- Vergrößerung der Kohlehydratspeicher (Glykogenspeicher) im Muskel,
- Training des Laktatabbaus während der Belastung (Laktatelimination).

Mythos »Fettverbrennungspuls«

Wollen Sie überflüssige Pfunde möglichst schnell loswerden, so werden Sie häufig den Ratschlag hören, bei einem sehr niedrigen Puls zu trainieren, d.h. im Gesundheitsbereich oder im unteren Stabilisationsbereich zu bleiben. Dieser Pulsbereich wird von vielen auch als »Fettstoffwechselbereich« bezeichnet. Tatsächlich verbrennen Sie bei niedrigen Pulswerten prozentual am meisten Fette, ca. 70 Prozent. Geben Sie mehr Gas und der Pulswert steigt an, verbrennt der Muskel im Verhältnis mehr Zucker. Denn aus Zucker kann der Muskel schneller Energie gewinnen. Benötigen Sie in kurzer Zeit viel Energie, so ist der Muskel zunehmend auf diesen Energielieferanten angewiesen. Bei 80 Prozent des Maximalpulses verbrennt ein trainierter Muskel nur noch 50 Prozent Fett, den Rest Zucker.

Die Sache hat jedoch einen Haken: Schlendern Sie langsam durch die Landschaft, können Sie lange warten, bis sich an der Anzeige Ihrer Waage etwas ändert. Denn bei niedrigem Puls und langsamem Tempo haben Sie einen sehr geringen Kalorienverbrauch. Der untere Pulsbereich lohnt sich nur dann, wenn Sie ein bis zwei Stunden mit den Nordic Walking Stöcken unterwegs sind. Durch solche langen, langsamen Läufe lässt sich der Fettstoffwechsel übrigens ausgezeichnet trainieren.

Sind Sie kürzer unterwegs, eine halbe Stunde oder eine Stunde, dann dürfen Sie ruhig einen Zahn zulegen. Der Energieverbrauch steigt dann

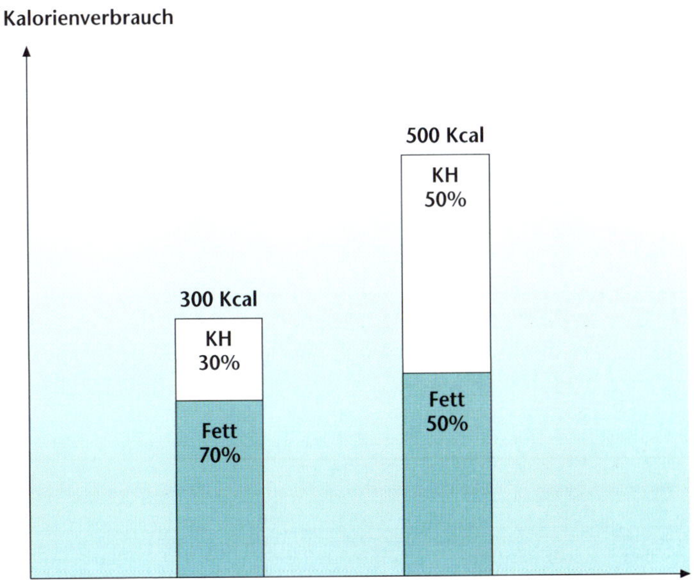

Beispiel für Gesamtkalorienverbrauch, prozentualen und absoluten Fett- und Kohlenhydratenanteil (KH) bei niedriger Intensität (65% des Maximalpulses) (links) und höherer Intensität (80% des Maximalpulses) (rechts).

deutlich an und absolut gesehen werden nicht nur mehr Kalorien, sondern auch mehr Fette verbrannt. Nur den Schwellenpuls sollten Sie nicht überschreiten.

Übrigens: Im Gegensatz zur weitverbreiteten Meinung werden Fette ab der ersten Minute verbrannt und nicht, wie man häufig hört, erst nach 30 Minuten. Das gilt natürlich nur dann, wenn der Muskel bereits »gelernt« hat, Fette zu verbrennen. Das ist nach drei Monaten regelmäßigem Nordic Walking der Fall.

Bei höheren Pulswerten ist auch der Trainingseffekt auf das Herz-Kreislaufsystem und die aerobe Ausdauer größer. Das belegt eine Studie von Dr. John Duncan am Cooper-Institut in Amerika. Dr. Duncan ließ 102 Frauen ein halbes Jahr lang fünfmal in der Woche fünf Kilometer bei unter-schiedlichen Pulsbereichen walken. Bei der Gruppe, die mit einem Puls von 55 Prozent ihrer maximalen Herzfrequenz walkte, verbesserte sich die Leistungsfähigkeit um vier Prozent. Bei der Gruppe, die mit 68 Prozent ihrer maximalen Herzfrequenz unterwegs war, um neun Prozent. Den größten Leistungszuwachs hatte die Gruppe, die ihr Walkingtraining bei einer Herzfrequenz von 86 Prozent des Maximums absolvierte. Die Leistungssteigerung betrug hier 16 Prozent.

Während beim Jogging bei Anfängern der Puls oft schon nach ein, zwei Minuten in den roten Bereich schießt, dürfen Sie beim Nordic Walking ruhig etwas Tempo machen, um Pulswerte zu erreichen, bei denen Sie viel Kalorien verbrennen und Ihr Herz optimal trainieren.

Tipp: Sind Sie kürzer unterwegs, dann walken Sie mit einem höheren Puls im Entwicklungsbereich. Vorausgesetzt es fällt Ihnen leicht und Sie fühlen sich dabei pudelwohl.

! Bewegen Sie sich bei längeren Wanderungen im Gesundheits- und Stabilisationsbereich.

Die Devise für Couchpotatoes: In der Ruhe liegt die Kraft

Haben Sie schon seit Jahren keinen Sport mehr getrieben? Dann muss sich Ihr Körper erst wieder an die Belastung gewöhnen. Geben Sie ihm ausreichend Zeit dafür. Nordic walkend wachsen Ihre Muskeln, das Herz-Kreislauf-System wird leistungsfähiger und die Sehnen, Gelenke und Knochen werden fester und widerstandsfähiger. Doch das braucht seine Zeit. Fangen Sie deshalb langsam an. Das gilt besonders für die ersten vier Wochen. Walken Sie im Stabilisationsbereich und hören Sie auf Warnzeichen Ihres Körpers. Mit neuer Energie und Leistungsfähigkeit können Sie ihn dann zunehmend fordern. Erhöhen Sie dabei zuerst den Umfang und dann die Intensität. Das heißt, dehnen Sie zunächst Ihre Nordic Walking Runde aus, bevor Sie mit einem höheren Puls walken.

Herzfrequenzmessung
Wenn Sie maximale Effekte erzielen wollen, ist es wichtig, beim Nordic Walking Ihren Puls zu kontrollieren. Nur so können Sie die Intensität richtig steuern.

Manuelle Herzfrequenzmessung
Sie können den Puls ganz einfach mit der Hand messen. Das haben Sie bestimmt schon einmal gemacht. Das Einzige, was Sie dazu benötigen, ist eine Uhr mit Sekundenanzeige. Ertasten Sie mit Ihren Fingerkuppen ent-

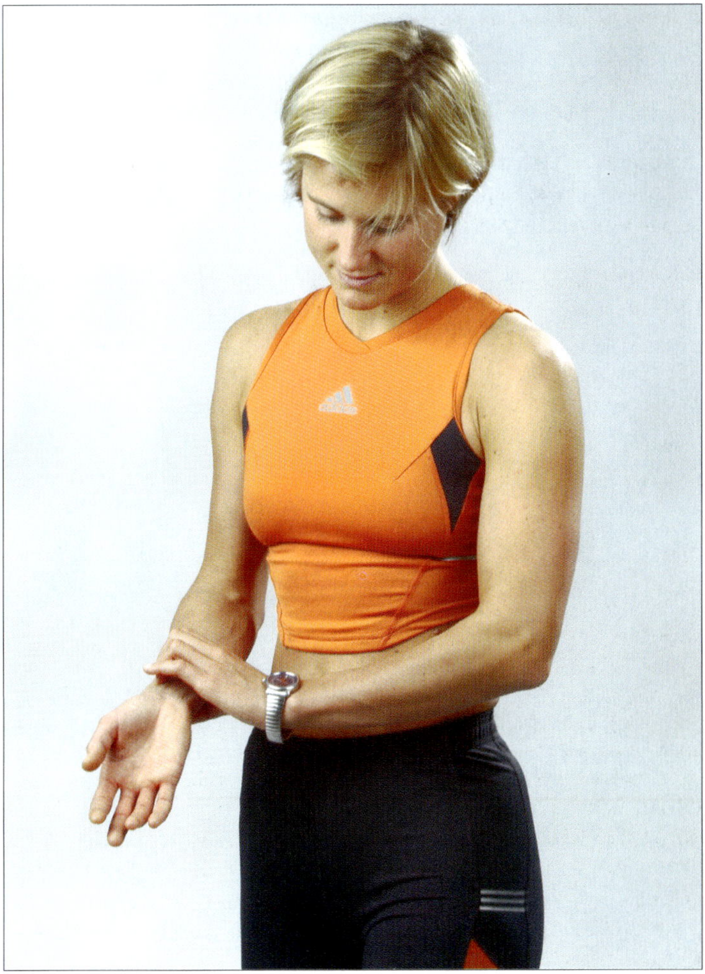

Manuelle Messung der Herzfrequenz am Handgelenk.

weder auf der Daumenseite des Handgelenkes oder an der Halsschlagader seitlich vom Kehlkopf Ihren Herzschlag. Zählen Sie zehn Sekunden lang die Pulsschläge und multiplizieren die Zahl der Schläge mit sechs. Somit haben Sie Ihre Herzfrequenz in Schlägen pro Minute. Der Nachteil an der manuellen Pulsmessung ist, dass Sie zum Messen stehen bleiben müssen. Während Sie messen sackt der Puls um 10 – 20 Schläge unter den Belastungspuls. Somit ist die manuelle Messung zur Kontrolle des Belastungspulses nur bedingt geeignet.

Messen Sie die Pulsschläge über ein Intervall von 30 Sekunden, so wird der Messfehler noch größer, da der Puls über diesen Zeitraum noch weiter abfällt.

Herzfrequenzmessgeräte

Ein Herzfrequenzmessgerät gehört heutzutage zur Standardausrüstung eines jeden Hobbysportlers. Es besteht aus einem Brustgurt und einer Uhr.

Den Brustgurt, den Sie unterhalb der Brust direkt auf der Haut tragen, registriert wie ein EKG die elektronischen Potentiale des Herzschlages. Diese werden verstärkt und per Funk an die Uhr gesendet. Der Puls, den Ihre Uhr anzeigt, ist somit immer Ihre aktuelle Herzfrequenz, an der Sie sich orientieren.

Die neueste Generation der Pulsuhren bietet eine Vielzahl von Funktionen an. Einstellbare Pulsgrenzen mit Alarmsignal, Fitnesstest, Own-Index, Kalorien- und Fettverbrauch bis hin zum Höhenmesser. Dies sind schöne Spielereien, die man jedoch nicht unbedingt benötigt. Eine integrierte Stoppuhrfunktion und Licht sind dagegen sinnvoll. Herzfrequenzmessgeräte sind in jedem Sportfachgeschäft in einfacher Ausführung schon ab 50 Euro erhältlich.

Tipp: Hören Sie auf Ihr Herz und walken Sie mit einem Pulsmesser. Ein Pulsmesser sagt Ihnen, ob Sie sich gerade im grünen Bereich bewegen und Sauerstoff und Kraft tanken, oder ob Sie im roten Bereich Energie verpulvern und Ihre Gesundheit auf's Spiel setzen.

Ihr individueller Belastungspuls

Der optimale Belastungspuls ist bei jedem Menschen anders. Deshalb sind pauschale Pulsvorgaben, wie »Trimming 130« ungeeignet. Im Folgenden finden Sie unterschiedliche Möglichkeiten, Ihrem persönlichen Belastungspuls auf die Spur zu kommen.

Berechnen Sie Ihren Puls mit Formeln

Die meisten Sportler laufen oder walken heutzutage mit Pulsmesser. Welcher Puls für sie beim Laufen allerdings empfehlenswert ist, das wissen die wenigsten. Formeln helfen Ihnen, Ihren Belastungspuls oder Ihren Schwel-

Rechte Seite: Ein Herzfrequenzmessgerät misst beim Walking die aktuelle Herzfrequenz und hilft so, die Belastung optimal zu dosieren.

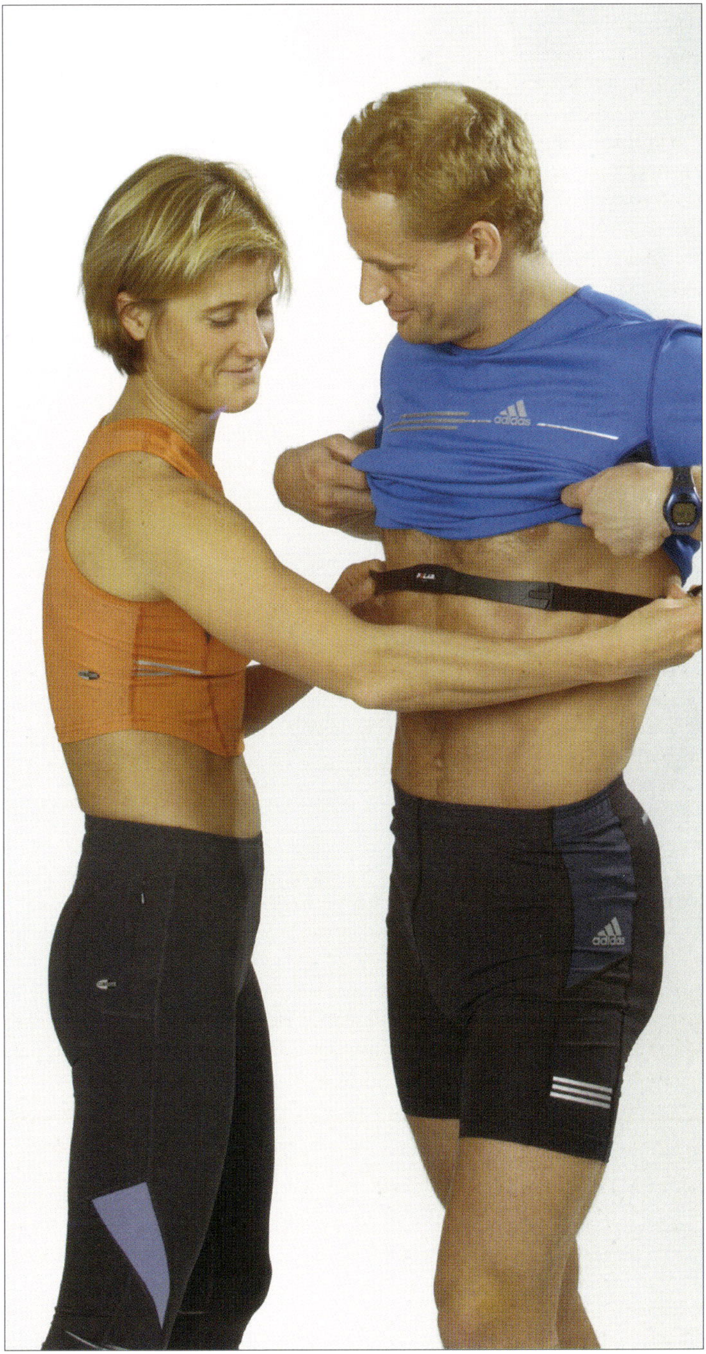

lenpuls zu errechnen. Hiervon gibt es eine verwirrende Vielzahl. Der Puls ist etwas sehr Individuelles. Er ist nicht nur abhängig von Alter und Trainingszustand, sondern auch von Person zu Person unterschiedlich; es gibt hochpulsige und niederpulsige Menschen. Auch verschiedene weitere Faktoren beeinflussen den Puls. Gefühle lassen unser Herz höher schlagen. Auch der Frühstückskaffee oder eine durchzechte Nacht bringen die Herzfrequenz auf Trab.

Die Pulswerte, die Sie über Formeln berechnen, stellen einen statistischen Mittelwert dar und sind somit nur als grober Anhaltspunkt zu sehen. Bei Menschen gleichen Alters und gleichen Geschlechts kann sich der Schwellenpuls um bis zu 20 Schlägen unterscheiden. Achten Sie deswegen zusätzlich auf Ihr Gefühl und hören Sie auf Ihren Körper.

Berechnen Sie Ihre Pulsbereiche

Holen Sie sich einen Taschenrechner und einen Stift und rechnen Sie Ihre Pulsbereiche aus für Ihr Lebensalter (LA) aus.

Gesundheitsbereich: ______ bis ______			
Mann: (220 – LA) x 0.55	=	(220 – LA) x 0.65	=
Frau: (226 – LA) x 0.55	=	(226 – LA) x 0.65	=
Stabilisationsbereich: ______ bis ______			
Mann: (220 – LA) x 0.65	=	(220 – LA) x 0.75	=
Frau: (226 – LA) x 0.65	=	(226 – LA) x 0.75	=
Entwicklungsbereich: ______ bis ______			
Mann: (220 – LA) x 0.75	=	(220 – LA) x 0.85	=
Frau: (226 – LA) x 0.75	=	(226 – LA) x 0.85	=

Kontrollieren Sie Ihren Puls mit der richtigen Atmung

Kontrollieren Sie das Tempo über die Atmung. Mit der richtigen Atemtechnik können Sie nicht zu schnell unterwegs sein. Atmen Sie beim Nordic Walking drei Schritte lang aus und über zwei Schritte wieder ein. Mancher hat damit am Anfang seine Schwierigkeiten, besonders wenn die Nordic Walking Technik noch nicht ganz automatisiert ist. Haben Sie den Rhythmus einmal gefunden, ist es ganz einfach und geht wie von selbst. Solange Sie diesen Atemrhythmus halten, walken Sie im Sauerstoffüberschuss. Werden Sie zu schnell und geht den Muskeln der Sauerstoff aus, schlagen diese Alarm. Sie müssen, ob Sie wollen oder nicht, schneller atmen.

Versuchen Sie in den ersten zehn Minuten Ihrer Walkingrunde den Pulswert zu finden, bei dem Sie mit flottem Tempo durch die Landschaft gehen, bei dem Sie mit der Drei-zweier-Atmung genug Puste haben und sich pudelwohl fühlen. Haben Sie den Pulswert gefunden? Dies ist der optimale Puls für den heutigen Tag, auch wenn er etwas über oder unter einem errechneten Optimalwert liegt. Das Tempo kontrollieren Sie für den

Rest der Strecke über den Puls. Atmen können Sie dann nach Lust und Laune.

Achten Sie auf Ihren Körper

Ihr Körper sendet Ihnen Warnsignale, wenn Sie in den roten Bereich kommen. Besonders bergauf passiert es ganz leicht, dass Sie die Schwelle überschreiten und eine Sauerstoffschuld eingehen. Sie merken das daran, dass Ihre Beine plötzlich schwer werden. Das ist die Milchsäure, die sich in den Muskeln anhäuft. Gleichzeitig müssen Sie schneller atmen und kommen aus der Puste.

Walken Sie in der Gruppe, sollten Sie sich noch gut unterhalten können. Werden die Sätze immer schneller, kürzer und abgehackter, ist das Tempo eindeutig zu hoch. In der Gruppe richtet sich das Tempo grundsätzlich nach dem langsamsten Teilnehmer. Geht es Ihnen zu langsam, können Sie kurze Intervalle einbauen, um auf Ihre Kosten zu kommen ohne Ihre Nordic Walking Partner zu überlasten.

Viel hilft viel?

Leider hält sich immer noch in vielen Köpfen der Irrglaube: »Viel hilft viel« und nach diesem Motto trainieren viele: zu schnell, verbissen, ohne dem Körper Beachtung zu schenken. Der Schuss geht dann nach hinten los. Denn auch beim Nordic Walking gilt die Devise: »Weniger ist oft mehr«. Wenn Sie sich weniger anstrengen und sich locker unter dem Schwellenpuls bewegen, dann erzielen Sie die maximalen Effekte.

Achten Sie auf Ihr Gefühl und hören Sie, was Ihnen Ihr Körper mitzuteilen versucht. Wenn Sie in flottem Tempo ohne große Anstrengung mit tiefer Atmung (drei aus, zwei ein) durch die Landschaft ziehen und sich gut fühlen, verwöhnen Sie Körper und Seele. Und keine Angst: Im Gegensatz zum Laufen überlastet man sich beim Nordic Walking nicht so leicht. Walken Sie mit forschen, langen Schritten und kräftiger Armarbeit. Nur am Berg sollten Sie aufpassen, das gilt besonders für Untrainierte.

Tipp: Am Berg schießt der Puls ganz leicht in den roten Bereich. Kontrollieren Sie deshalb an Steigungen Ihren Puls und machen Sie langsam.

Laktat-Leistungstest

Wenn Sie es ganz genau wissen wollen, dann machen Sie sich auf dem Weg zu einem Sportmediziner. Dieser kann Ihren Schwellenpuls anhand der Milchsäure (Laktat) im Blut messen. Das geht folgendermaßen: Sie sitzen auf dem Fahrrad und strampeln oder laufen auf einem Laufband. Stufenweise wird alle drei bis fünf Minuten der Widerstand oder die Geschwindigkeit hochgeregelt. Am Ende jeder Belastungsstufe wird Ihr Puls notiert und Ihnen ein Tropfen Blut aus Finger oder Ohrläppchen entnommen. Nach dem Test wird der Zusammenhang zwischen Puls und Milchsäure berechnet und graphisch dargestellt. So erfahren Sie genau Ihren individuellen Puls an der Schwelle bei vier mmol/l Laktat.

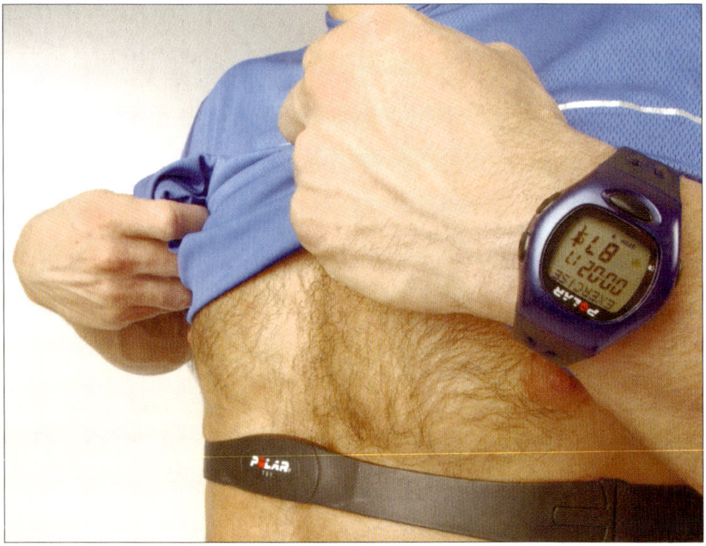

Moderne Herzfrequenzmessgeräte bieten eine Vielzahl von Funktionen an. Unter anderem die Ermittlung des individuellen Trainingspulses.

Machen Sie den Belastungstest, wenn möglich, auf einem Laufband. Denn beim Nordic Walking liegt der Schwellenpuls höher als auf dem Fahrradergometer, im Durchschnitt zehn Schläge.

Pulsbestimmung mit Herzfrequenzmessern
Pulsuhren der neuen Generation zeigen nicht nur den Puls an, sondern können auch den individuellen Trainingspuls bestimmen. So können bestimmte Herzfrequenzmesser (z.B. der Firma Polar) anhand von einzustellenden Parametern wie Alter, Geschlecht, Größe und Gewicht und der Variabilität des Herzschlages den Fitnesszustand ermitteln und die Trainingsherzfrequenz bestimmen. Es handelt sich hier um individuell bestimmte Werte, die einen sehr guten Anhaltspunkt geben.

Wie häufig und wie lang?

Wissenschaftler in Amerika sind der Frage nachgegangen, wieviel Bewegung nötig ist, um den Zivilisationskrankheiten zu trotzen und sich ein längeres Haltbarkeitsdatum zu verschaffen. Fasst man die Ergebnisse mehrerer großer Studien zusammen, so kommt man zu dem Ergebnis, dass ein zusätzlicher Energieverbrauch von 1500-2000 Kalorien pro Woche durch körperliche Aktivität den besten Schutz vor Krankheiten darstellt.

Bezüglich der Todesursache Nummer eins in Deutschland, den degenerativen Herz-Kreislauf-Erkrankungen, sind schon 1000 zusätzlich durch Bewegung verbrauchte Kalorien ein sicherer Schutz vor Herzinfarkt und Schlaganfall. Um maximalen Nutzen zu haben und vor Krebserkrankungen und Diabetes Mellitus bestens geschützt zu sein, sind 2000 Kalorien pro Woche empfehlenswert. Kurz gesagt: Führen Sie jede Woche Ihre Stöcke drei Stunden lang aus. Ob Sie dreimal in der Woche eine Stunde unterwegs sind oder täglich 30 Minuten, macht keinen Unterschied. Und wenn Sie mehr als 2000 Kalorien pro Woche verbrennen? Dann ist es um so besser, jedoch fällt der zusätzliche Benefit für die Zeit, die Sie investieren, zunehmend geringer aus. Aber Vorsicht: Wer es zu gut meint, zu viel und intensiv trainiert, der schwächt seinen Körper und richtet sein Immunsystem zugrunde.

Und wo genau liegt die Grenze, ab der man, anstatt Gesundheit zu tanken, seinen Körper und seine Abwehr schwächt? Das ist schwierig zu sagen. Es ist abhängig vom Alter, von der Sportart, vom Trainingszustand und vom Training an sich. Aber keine Angst. So leicht kommen Sie nicht in diesen Bereich.

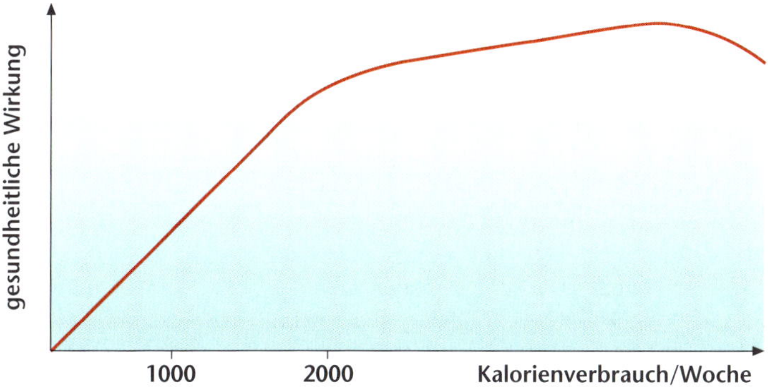

Gesundheitsprotektive Wirkung körperlicher Aktivität in Abhängigkeit vom wöchentlichen Kalorienverbrauch.

Tipp: Verbrennen Sie jede Woche 1500 Kalorien beim Nordic Walking. Damit haben Sie die besten gesundheitlichen Effekte. Das entspricht ungefähr drei Stunden in der Woche.

Aber sind wir mal ehrlich: Quälen Sie sich mehrmals die Woche aus dem Haus, auch bei Kälte, Matsch und Nieselregen, um sich vor Herzinfarkt, Schlaganfall, Diabetes und Co. zu schützen? Wohl kaum. Denn alleine mit dem Gedanken an die gesundheitlichen Wirkungen schaffen Sie es nicht sich langfristig motivieren.

Sie müssen Nordic Walking erleben, die frische Luft, die Natur. Spüren, wie gut dem Körper die Sauerstoffdusche tut, wie Sie Energie und Leistungsfähigkeit tanken und Ihr Geist klar wird, wie Ihre Laune steigt und Sie sich rundum wohl fühlen. Haben Sie das selbst erlebt, dann wollen Sie Nordic Walking nicht mehr missen.

Es ist wichtig das Sie einen Rhythmus finden. Wenn Sie Nordic Walking über einen längeren Zeitraum regelmäßig ausüben, wird es von ganz alleine ein fester Bestandteil Ihres Lebens. Es wird zum Bedürfnis, zu einem inneren Drang. Sie müssen sich nicht mehr aufraffen, sondern Sie freuen sich darauf.

Zu welcher Tageszeit?

Walken Sie am besten gleich morgens direkt nach dem Aufstehen, vor dem Frühstück. Nach einer morgendlichen Sauerstoffdusche in freier Natur fühlen Sie sich wach und munter. Sie haben gute Laune und sind voller Elan. Bei einer morgendlichen Runde können Sie den Tag planen und es kommen Ihnen die ersten guten Einfälle. Kurzum Sie nutzen den Tag von der ersten Minute an. Es lohnt sich also, den Wecker etwas früher zu stellen. Das gilt besonders für Berufstätige. Denn am Morgen steht kein Termin und keine Ausrede im Weg. Und nur wenn Sie am Anfang regelmäßig unterwegs sind, finden Sie den Rhythmus.

Wollen Sie abnehmen, so hat die morgendliche Runde noch einen weiteren Vorteil: Mit leerem Magen verbrennen Sie mehr Fett. Denn im Blut schwimmt am Morgen wenig Zucker, dessen sich die Muskeln bedienen könnten.

Denken Sie daran: Den Entschluss mit Nordic Walking in den Tag zu starten, müssen Sie am Abend vorher fassen, die Vorbereitungen treffen und Schuhe, Klamotten und Stöcke bereits zurechtlegen.

Wenn Sie morgens überhaupt nicht aus den Federn kommen, können Sie selbstverständlich auch zu jeder anderen Tageszeit Ihre Runde drehen. Hauptsache Sie tun es!

Die optimale Belastungsdosierung

Das Geheimnis des Erfolges beim Nordic Walking liegt in der richtigen Belastung. Bei der Belastungsdosierung ist die richtige Belastung innerhalb einer Trainingseinheit und die optimale Belastungsverteilung über die Woche zu berücksichtigen.

Intensität

Grundsätzlich gilt: Je länger man unterwegs ist, desto niedriger sollte der Puls sein. Bei einer halben Stunde dürfen Sie ruhig Gas geben und einen Pulswert im Entwicklungsbereich walken. Bei einer Dauer von einer Stunde ist ein Puls im Bereich vom unteren Entwicklungsbereich bis oberen Stabilisationsbereich zu empfehlen. Bei längeren Wanderungen von zwei

Stunden ist ein Puls vom unteren Entwicklungsbereich bis oberen Gesundheitsbereich ratsam.

Für Anfänger gilt: Beginnen Sie langsam und walken Sie zunächst 30 Minuten im Stabilisationsbereich. Haben Sie sich an die Belastung gewöhnt und dürsten nach mehr, dann dehnen Sie Ihre Runde aus und walken 45–60 Minuten. Als nächste Herausforderung erhöhen Sie Ihren Puls in Richtung Entwicklungsbereich bei einer Belastungsdauer von 30 Minuten.

Dauer	Pulsbereich
1/2 Stunde	Entwicklungsbereich
1 Stunde	oberer Stabilisationsbereich bis unterer Entwicklungsbereich
2 Stunden	oberer Gesundheitsbereich bis unterer Entwicklungsbereich

Beachten Sie: Es gibt keine starren Vorgaben. Ausschlaggebend ist immer Ihr Gefühl. Sie müssen sich beim Nordic Walking wohl fühlen und auch noch danach fit und munter sein. Dann haben Sie sich nicht überlastet. Versinken Sie hingegen für den Rest des Tages im Sofa, dann war das Tempo für die Dauer zu hoch.

Erholung muss auch mal sein

Eines müssen Sie sich unbedingt merken: Anpassungs- und Aufbauprozesse erfolgen während der Pause. Der Körper tankt also nicht, wie die meisten glauben, während der Belastung Leistungsfähigkeit. Das passiert, wenn Sie Ihre Schuhe längst ausgezogen und Ihre Stöcke beiseite gestellt haben, auf dem Sofa, im Bett oder am Schreibtisch. Während und kurz nach der Belastung sinkt die Leistungsfähigkeit zunächst sogar ab durch eine Leerung der Energiespeicher, einen Wasser- und Elektrolytverlust und den Verschleiß von Körperstrukturen, wie Muskelbausteinen, Enzymen und Mitochondrien. Gleich nach der Belastung setzen dann die Erholungs- und Reparaturmechanismen ein. Die Energiespeicher werden wieder aufgefüllt, das Elektrolytgleichgewicht wird wieder hergestellt und verschlissene Strukturen werden erneuert. Die Regenerations- und Reparationsprozesse laufen überschießend ab. Deshalb wird man durch regelmäßiges Training leistungsfähiger. Die überschießende Wiederherstellung, die zur einer Leistungssteigerung führt, nennt man in der Sportwissenschaft **Superkompensation**.

Je nachdem wie stark Sie Ihren Körper beanspruchen, benötigt die Wiederherstellung mehr oder weniger Zeit. Nach längeren oder intensive-

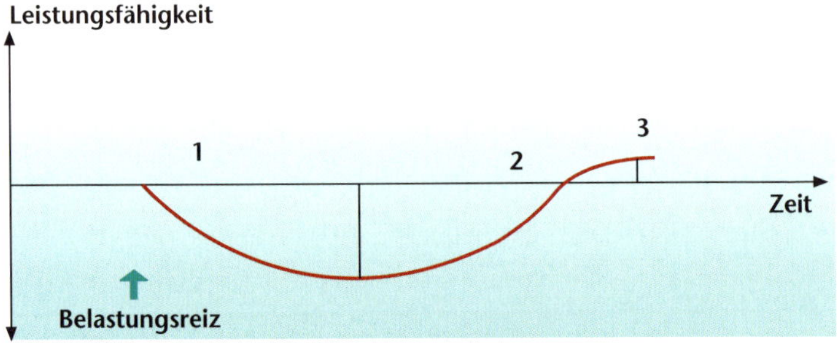

Verbesserung der Leistungsfähigkeit durch Training:

1 = Reduzierung Leistungsfähigkeit
2 = Erholung/Regeneration
3 = Steigerung der Leistungsfähigkeit (Superkompensation)

ren Belastungen benötigen die Erholungsprozesse mehr als einen Tag. Fordern Sie Ihren Körper mehrere Tage hintereinander stärker, so hat er nicht ausreichend Zeit sich zu erholen. Die Leistungsfähigkeit sinkt ab.

Damit der Körper ausreichend Zeit zur Regeneration hat und die Aufbauprozesse in vollem Umfang stattfinden können, ist es ratsam, alle 2–3 Tage einen Ruhetag einzulegen. Haben Sie sich einmal wirklich »ausgepowert«, dann ist am nächsten Tag ein Ruhetag angesagt oder eine ganz kleine Runde bei niedrigem Puls im Gesundheitsbereich. Denn ganz lockere Bewegung durchblutet die Muskeln, ohne sie erneut zu belasten. Der Körper erholt sich somit schneller, als wenn man pausiert. Auch lockeres Fahrradfahren oder Schwimmen fördert die Regeneration.

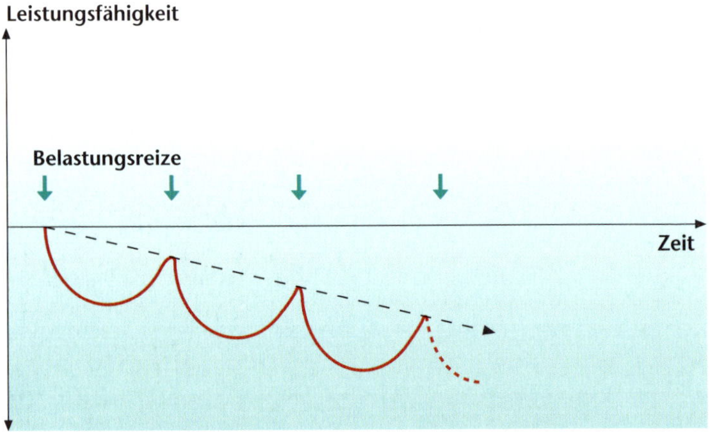

Verschlechterung der Leistungsfähigkeit durch zu dichte Belastungsfolge/zu kurze Pausen

Kapitel 8: Muskelpflege mit dem Dehnprogramm

Muskeln wollen nicht nur gefordert, sie wollen auch verwöhnt werden. Dehnübungen halten sie lang, elastisch und geschmeidig. Gedehnte Muskeln werden leistungsfähiger und bleiben verschont von Verletzungen und Überlastungen.

Dehnen Sie Ihre »Walkingmuskeln«

Wenn Sie ab morgen Ihre Nordic Walking Runden drehen, arbeiten Ihre Muskeln. Das heißt Sie kontrahieren sich, spannen sich an und entfalten dadurch Kraft. Wenn Ihre Muskeln regelmäßig Arbeit leisten, das heißt sich häufig zusammenziehen, neigen sie dazu, auf Dauer kürzer zu werden. Verkürzte Muskeln machen irgendwann Probleme, sie werden hart, neigen zu Verspannungen und Verletzungen, wie Muskelzerrungen oder Sehnenansatzreizungen. Ferner zerren sie einseitig am Bewegungsapparat und verändern so die Haltung und die Gelenkbelastung. Dies kann zu Rücken- oder Knieschmerzen führen.

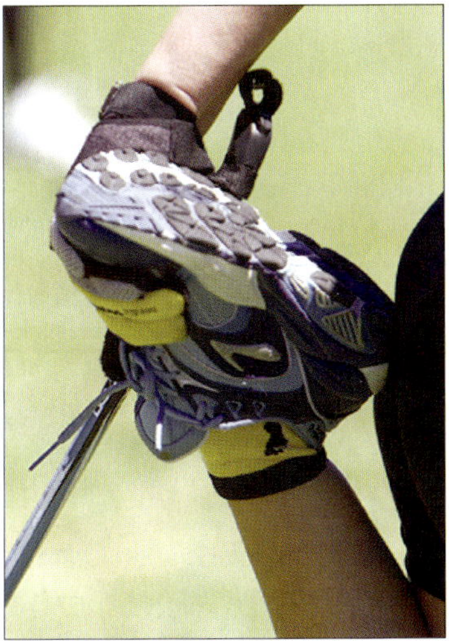

Das können Sie vermeiden, wenn Sie Ihre »Walkingmuskeln« nach jeder Trainingseinheit mit dem folgenden Dehnprogramm verwöhnen. Das hält Ihre Muskeln lang, geschmeidig und leistungsfähig.

Vergessen Sie die »Schreibtischmuskeln« nicht

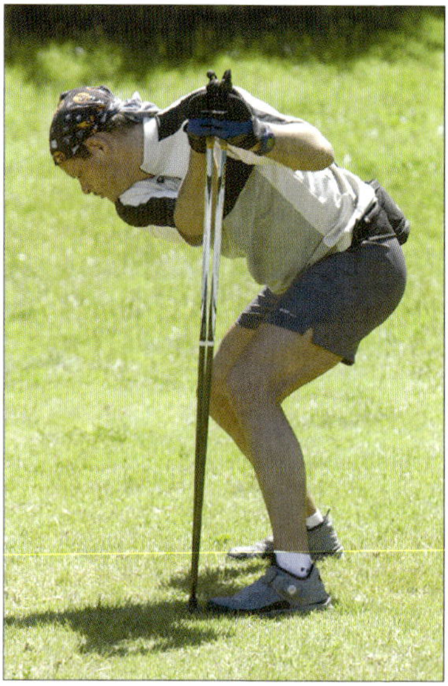

In der einseitigen Haltung am Schreibtisch sind bestimmte Muskeln ständig in verkürzter Position. Mit jedem Tag, den Sie vergehen lassen ohne die Muskeln in ihrer vollen Länge zu beanspruchen, schrumpfen diese zusammen. Zu diesen »Schreibtischmuskeln«, die sitzend kürzer und kürzer werden, zählt die Brustmuskulatur, die Hüftbeugemuskulatur und die Oberschenkelrückseite. Andere Muskeln hingegen verkümmern am Schreibtisch, da sie höchstens zum Bleistiftspitzen gebraucht werden. Hierzu gehört die Muskulatur des oberen Rückens. Man spricht dann von »muskulären Dysbalancen«, das heißt die Muskeln sind aus dem Gleichgewicht geraten, auf einer Seite zu kurz, auf der anderen Seite zu schwach. Dieses Ungleichgewicht führt zu einer schlechten Haltung und zu einer einseitigen Belastung der Wirbelsäule und der Gelenke. Rückenschmerzen, Bandscheibenprobleme und Gelenkverschleiß sind vorprogrammiert.

Bringen Sie Ihre verkümmerten Büromuskeln wieder ins Lot. Ziehen Sie Ihre verkürzten Muskeln mit den folgenden Dehnübungen wieder in die Länge und verhelfen Sie Ihren abgeschwächten Muskeln mit den Kräftigungsübungen von S. 110 zu neuer Kraft.

Wirkung von Dehnübungen

Die Wirkungen von Dehnübungen werden unter Wissenschaftlern kontrovers diskutiert. Die Erfahrung aus der Praxis zeigt jedoch die große Bedeutung von Dehnübungen. Mit folgenden positiven Wirkungen können Sie rechnen:

- Vergrößerung der Muskellänge,
- Steigerung der Muskelelastizität,
- Senkung der Muskelspannung,
- Lösung von Verspannungen,
- Verbesserung der Muskeldurchblutung,
- Beschleunigung der muskulären Regeneration,

- Erhöhung der muskulären Belastbarkeit,
- Verringerung der muskulären Verletzungsneigung,
- Ökonomisierung und Harmonisierung von Bewegungsabläufen,
- Verbesserung der Haltung,
- Verringerung der Gelenk- und Wirbelsäulenbelastung.

Grundregeln für das Dehnen

Dehnen können Sie sich grundsätzlich vor oder nach dem Nordic Walking. Dehnen vor der Belastung bereitet die Muskeln auf die Belastung vor, sie werden vermehrt durchblutet und elastisch, die Häufigkeit von Verletzungen wird dadurch reduziert. Dies ist vor allem wichtig für Menschen, die anfällig für Verletzungen wie Muskelzerrungen sind.

Dehnen nach der Beanspruchung sorgt dafür, dass die Muskeln wieder in die Länge gezogen werden. Dadurch bleiben sie lang und geschmeidig und erholen sich schneller.

Da das Verletzungsrisiko beim Nordic Walking ohnehin äußerst gering ist, ist ein Beweglichkeitstraining nach dem Walking empfehlenswert. Dann sind die Muskeln warm und durchblutet und lassen sich gut dehnen.

Folgende Grundregeln sind beim Dehnen zu beachten:

- Achten Sie auf eine stabile, aufrechte Haltung. Vermeiden Sie Ausweichbewegungen.
- Gönnen Sie sich Ruhe und entspannen Sie sich. Nur so lassen die Muskeln locker und können optimal gedehnt werden.
- Atmen Sie tief und betonen sie die Ausatmung. Während der Einatmung und vor allem, wenn Sie die Luft anhalten, ist die Muskelspannung erhöht.
- Halten Sie die Dehnposition 10–30 Sekunden statisch ohne zu wippen oder zu zerren.
- Kein Schmerz! Dehnen Sie zu intensiv, erreichen Sie das Gegenteil. Ein Schutzmechanismus lässt den Muskel aktiv gegenspannen. Ein deutliches Ziehen hingegen ist erlaubt und erwünscht.
- Ziehen Sie jeden Muskel nach der Belastung einmal in die Länge. So erhalten Sie Ihre Beweglichkeit.
- Um die Beweglichkeit zu verbessern führen Sie jede Übung 2–3mal aus.
- Beherzigen Sie besonders die Übungen, die Ihnen schwer fallen, bei denen die Muskeln am stärksten ziehen. Diese Muskeln haben es am nötigsten.

Tipp: Pflegen Sie regelmäßig Ihre Muskeln mit Dehnübungen. So bleiben die Muskeln lang, geschmeidig und verletzungsfrei. Am besten nach jeder Nordic Walking Runde.

Die wichtigsten Dehnübungen

Dehnung der tiefen Wadenmuskulatur (M. soleus)

In Schrittstellung sind beide Füße nach vorne gerichtet. Stützen Sie sich nach vorne gegen die Stöcke, die Belastung ist auf dem hinteren Bein. Schieben Sie das Knie des hinteren Beines nach vorne-unten, die Ferse bleibt dabei auf dem Boden stehen. Genießen Sie das Ziehen im unteren Bereich der Wade 10–30 Sekunden; danach Seitenwechsel.

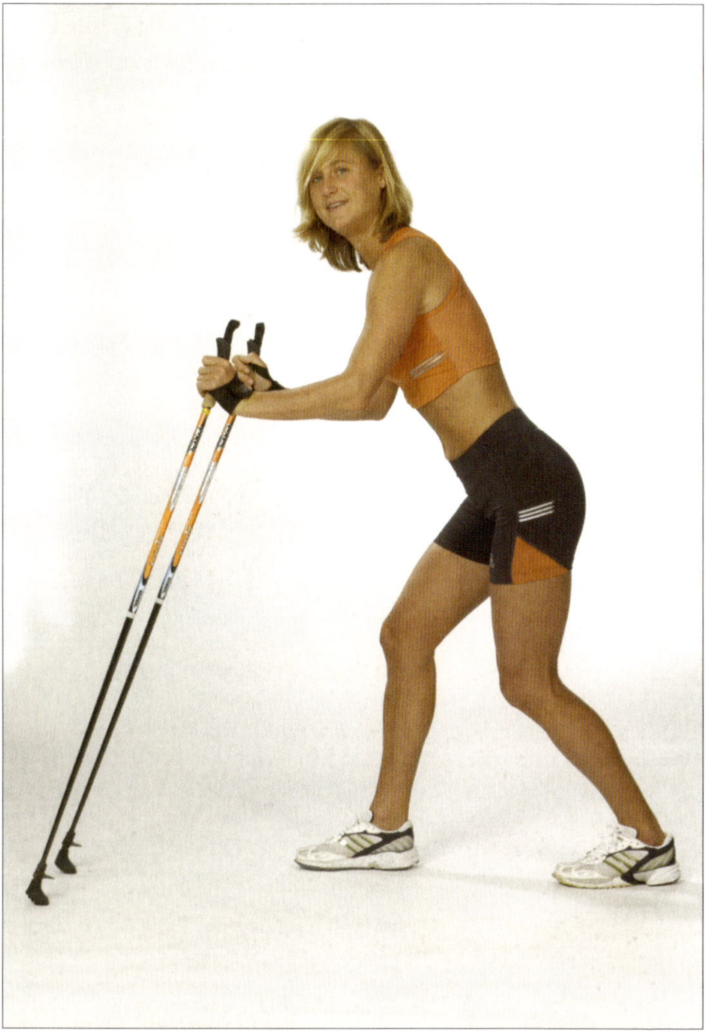

Dehnung der oberflächlichen Wadenmuskulatur (M. gastrocnemius)
Vergrößern Sie die Schrittstellung, strecken Sie das Knie des hinteren Beines durch und lehnen Sie sich nach vorne gegen die Stöcke. Hüfte etwas nach vorne schieben, die Ferse des hinteren Beines bleibt dabei auf dem Boden. Dehnposition 10–30 Sekunden halten, dann Seitenwechsel.

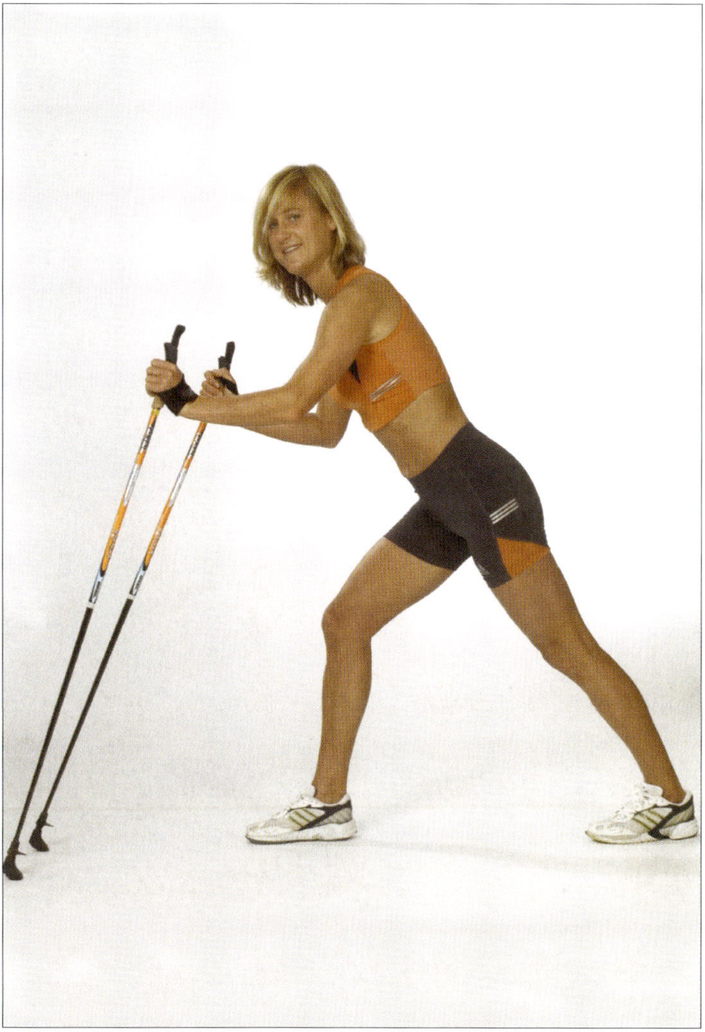

Dehnung der Oberschenkelinnenseite (Mm. adduktores)
Sie stehen in einer breiten Grätschstellung, die Füße sind parallel und zeigen nach vorne. Verlagern Sie Ihr Gewicht auf ein Bein und beugen dieses leicht an. Das andere Bein bleibt gestreckt, der Oberkörper ist aufrecht und frontal. An der Oberschenkelinnenseite des gestreckten Beines verspüren Sie jetzt ein deutliches Ziehen. 10–30 Sekunden halten, dann andere Seite.

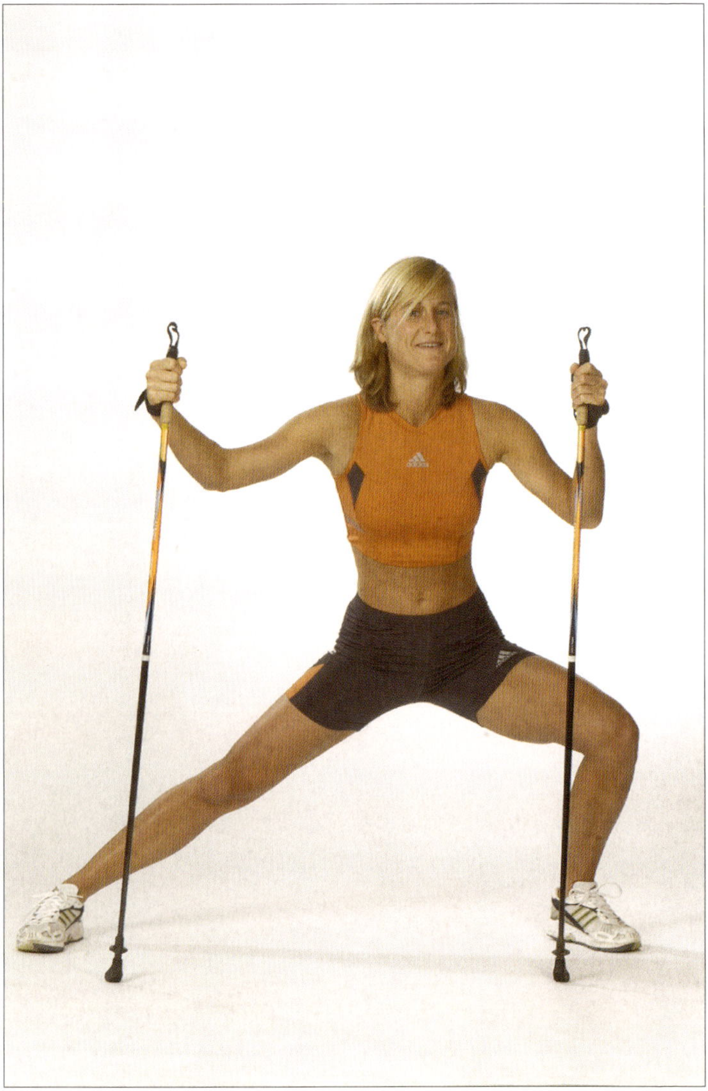

Dehnung der Oberschenkelvorderseite (M. quadriceps femoris)
Sie stehen auf einem Bein und ziehen mit einer Hand den gleichseitigen Fuß zum Po. Spannen Sie dabei kräftig die Bauch- und Pomuskulatur an, damit Sie nicht ins Hohlkreuz ausweichen. Die Knie sind nebeneinander, die Hüfte leicht nach vorne geschoben. 10–30 Sekunden halten, dann Seitenwechsel.

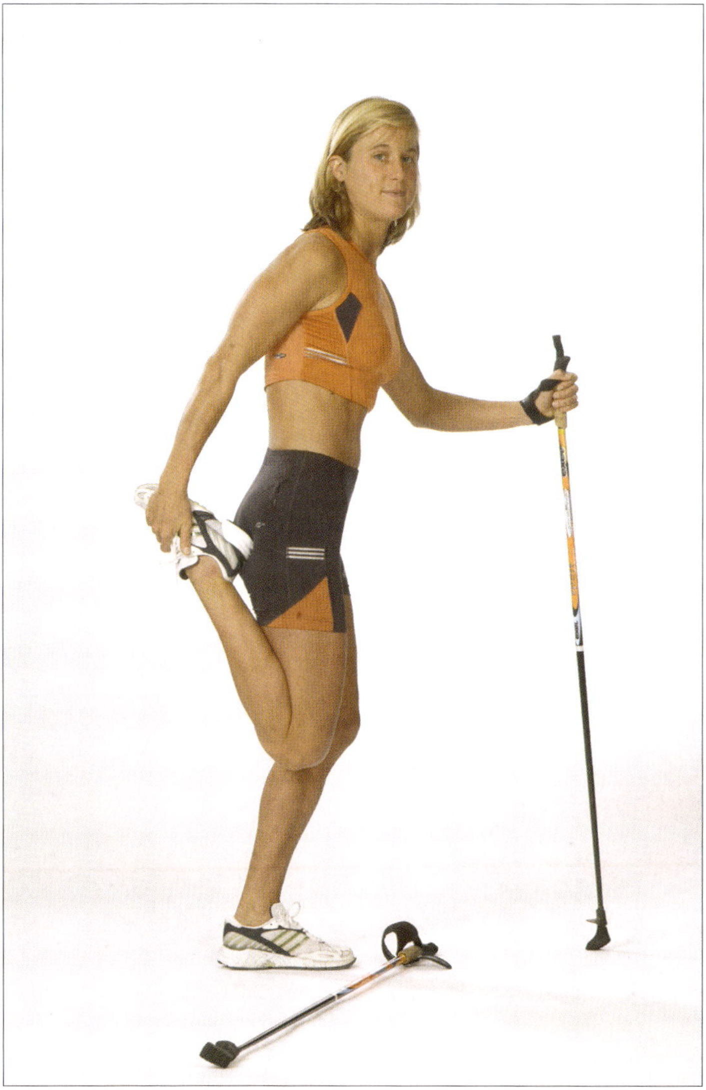

Dehnung der Oberschenkelrückseite (Mm. ischiocrurales)

Die Beine stehen parallel, die Knie sind durchgestreckt. Beugen Sie mit geradem(!) Rücken den Oberkörper vor, bis Sie ein deutliches Ziehen an der Oberschenkelrückseite spüren. 10–30 Sekunden halten.

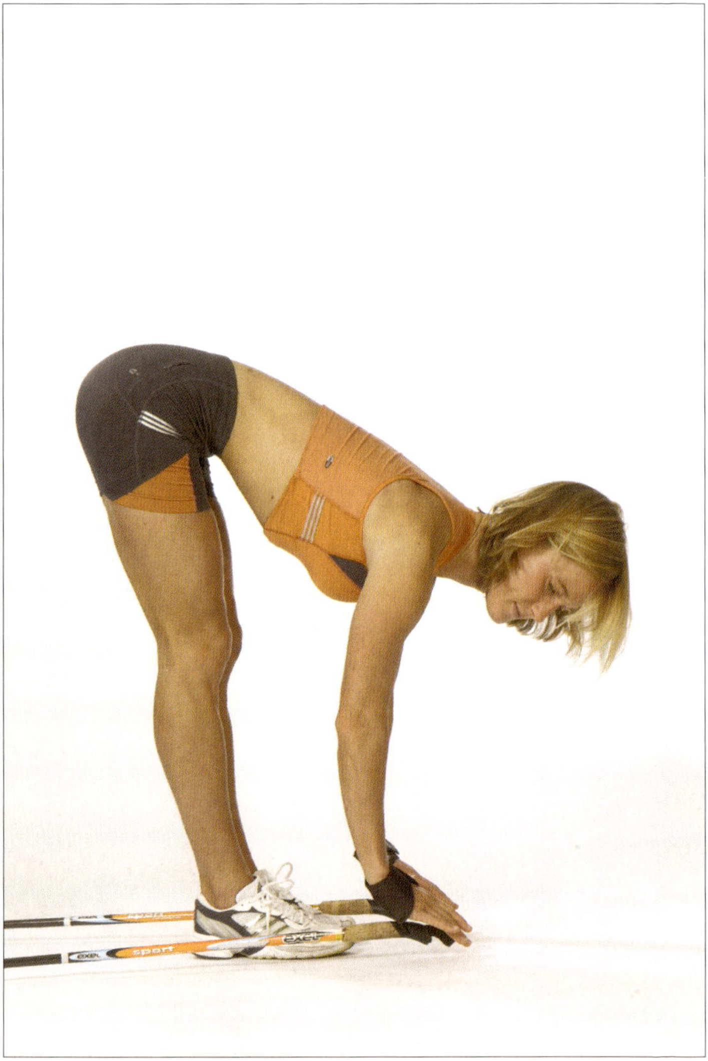

Dehnung der Hüftbeugemuskulatur (M. iliopsoas)
Nehmen Sie in eine möglichst große Schrittstellung ein. Stützen Sie sich dabei seitlich mit den Stöcken ab. Das hintere Bein hat nur mit dem Fußballen Bodenkontakt. Spannen Sie Ihre Bauchmuskulatur an; das verhindert, dass Sie ins Hohlkreuz gehen. Senken Sie Ihr Becken nach vorne-unten ab, bis Sie im hinteren Bein ein deutliches Ziehen in der Leiste verspüren. 10–30 Sekunden halten, dann Wechsel.

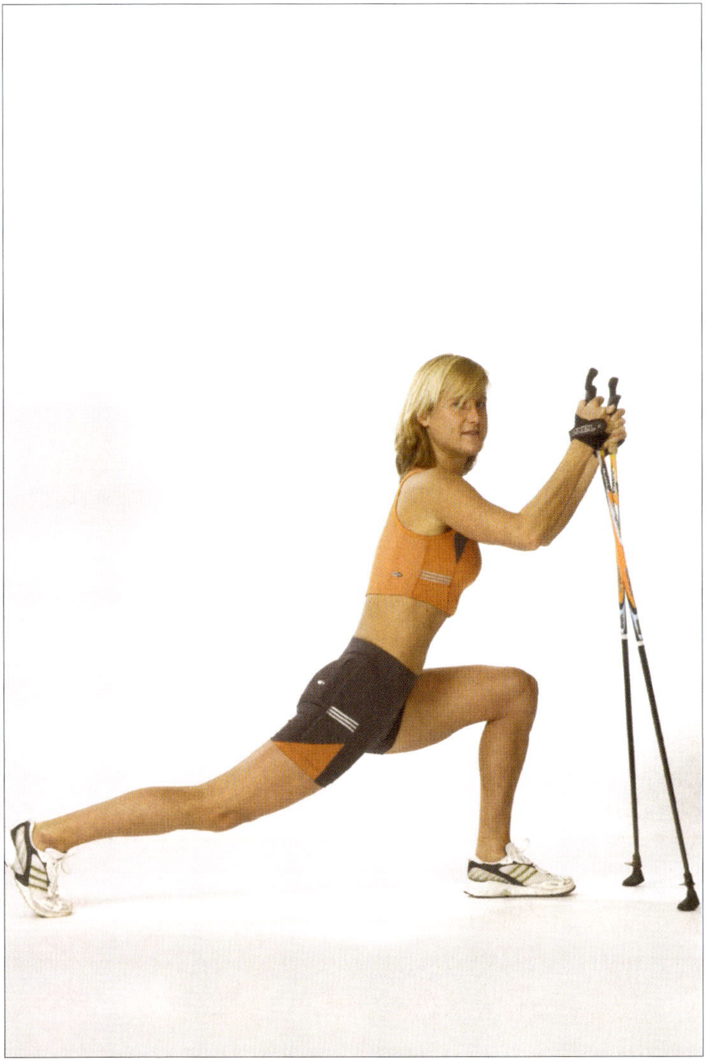

Dehnung des Schultergürtels (v.a. M. latissimus dorsi)
Stellen Sie die Stöcke vor sich senkrecht zusammen und verschränken Sie die Finger beider Hände. Gehen Sie einen Schritt zurück und neigen Sie den Oberkörper mit geradem Rücken nach vorne. Die Arme sind gestreckt. Lassen Sie den Oberkörper jetzt möglichst locker durchhängen, so dass die Arme im Schultergelenk nach oben gedehnt werden. Dehnposition bei ruhiger Atmung 10–30 Sekunden halten.

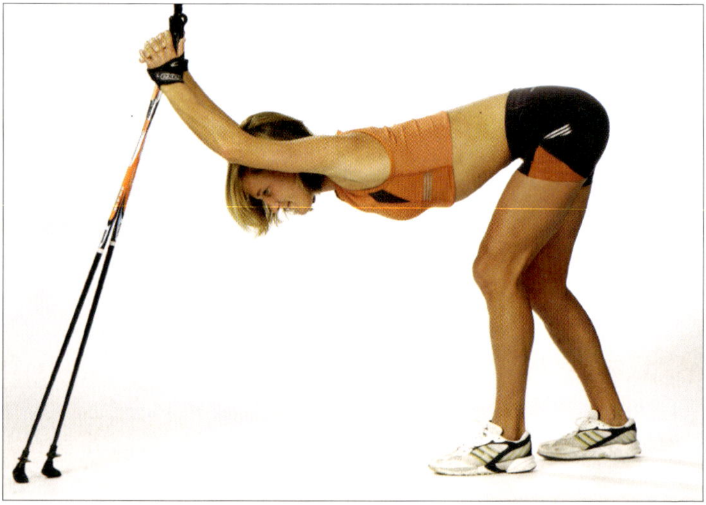

Dehnung der Brustmuskulatur (v.a. M. pectoralis major)
Gehen Sie aus den Schlaufen und greifen Sie die Stöcke mit beiden Händen. Sind Sie unbeweglich, dann nutzen Sie die ganze Stocklänge aus. Sind Sie beweglich, greifen Sie etwas enger. Führen Sie jetzt mit möglichst gestreckten Armen die Stöcke nach hinten-oben, hinter den Kopf, bis Sie ein deutliches Ziehen im Brustbereich verspüren. Genießen Sie das Muskelziehen 10–30 Sekunden lang.

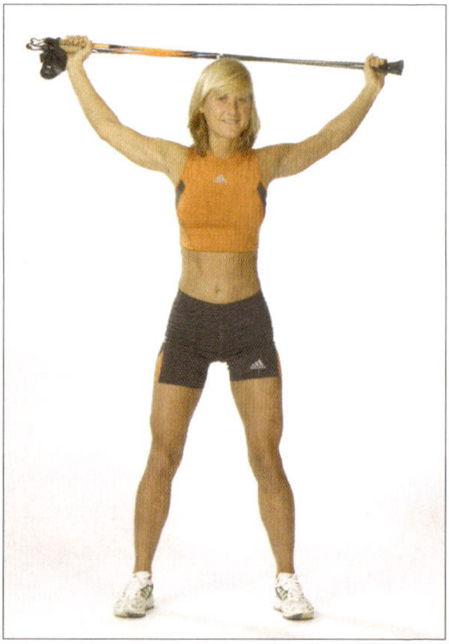

Dehnung des vorderen Schultergürtels
Halten Sie die Stöcke mit beiden Händen hinter dem Gesäß quer. Die Arme sind gestreckt. Führen Sie jetzt die Arme vom Körper weg nach hinten-oben und halten Sie diese Dehnposition zehn Sekunden. Wer unbeweglich ist, greift auch hier breiter, wer beweglich ist, enger.

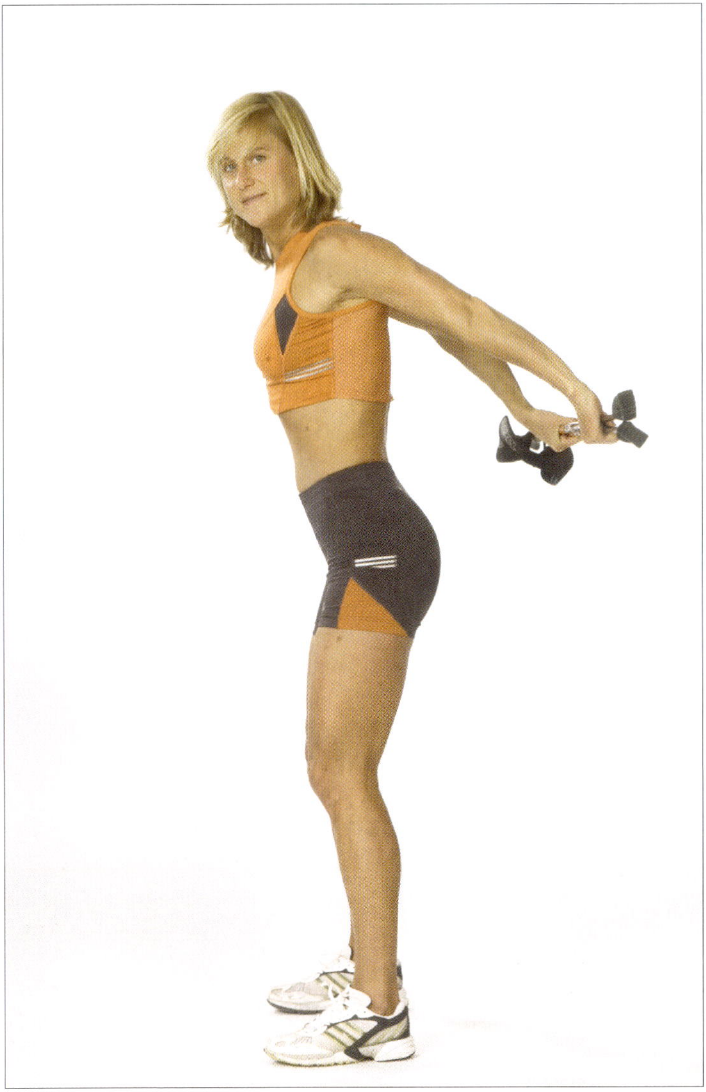

Dehnung des Schultergürtels

Greifen Sie einen Stock mit beiden Händen hinter dem Rücken, so dass ein Arm von oben, der andere Arm von unten greift. Die Hände nähern sich so weit wie möglich hinter dem Rücken an. Ziehen Sie zunächst mit der oberen Hand den Stock nach oben, während der untere Arm passiv bleibt und sich nach oben dehnen lässt. Zehn Sekunden halten, danach zieht die untere Hand den Stock nach unten, wobei der obere Arm locker lässt und nach oben gedehnt wird. Danach Arme wechseln.

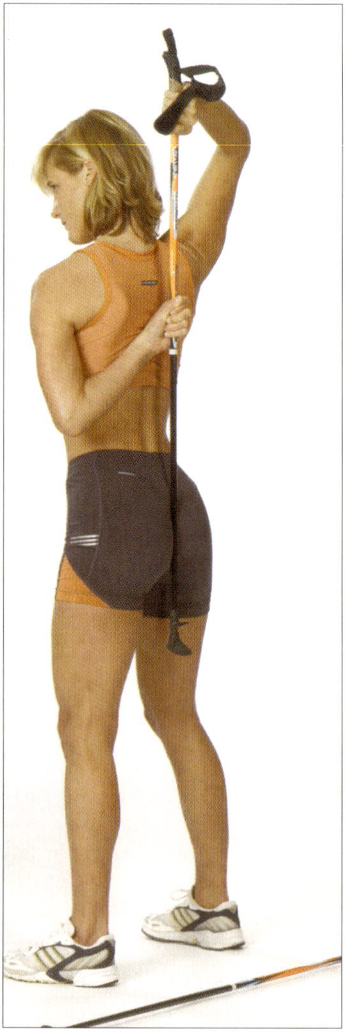

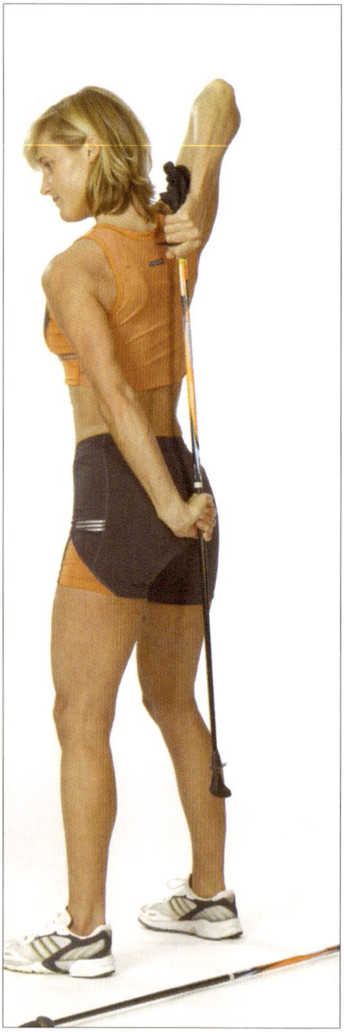

Dehnung der seitlichen Rumpfmuskulatur
Greifen Sie die Stöcke so, dass zwischen beiden Händen eine Faust breit Platz ist. Strecken Sie die Arme nach hinten-oben aus. Der Bauch ist dabei leicht angespannt. Neigen Sie jetzt die Arme zur Seite. Zehn Sekunden halten, dann andere Seite.

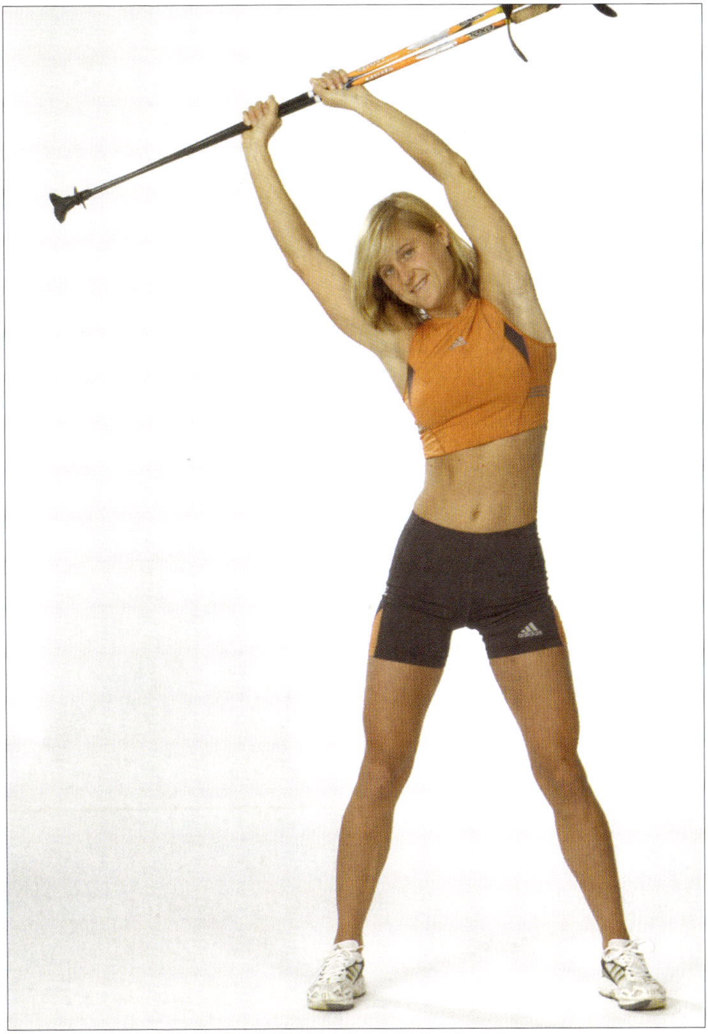

Kapitel 9: Das Nordic-Muskelworkout

Ein Mann besteht zu 50 Prozent aus lebender Muskelmasse, eine Frau zu 35 Prozent. So steht es im Lehrbuch. In jungen Jahren stimmt das noch, doch ab 30 geht es steil bergab. Jedes unbewegte Jahr kostet Sie 1-1,5 Prozent wertvoller Muskulatur, das sind 20-30 Prozent in 20 Jahren. Eigentlich müsste man dann im Laufe des Alters immer leichter werden. Das ist bei Ihnen nicht der Fall? Kein Wunder! Denn anstelle der Muskeln macht sich Fett breit. Das ist jedoch ein schlechter Tausch.

Das Prinzip, das dem Muskelverlust zugrunde liegt, kennen Sie inzwischen: »Use it or loose it«. Und wenn Muskeln nur noch als Sitzfleisch und für den Weg zwischen PC und Kaffeemaschine eingesetzt werden, werden

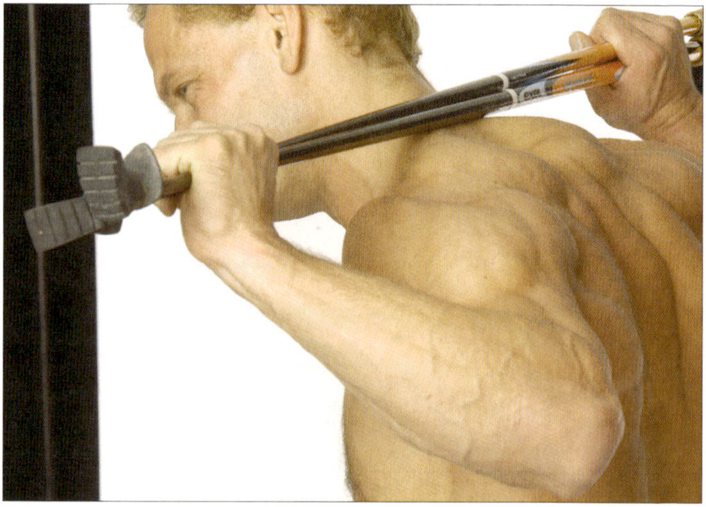

Mit dem Nordic-Muskelworkout erwecken Sie Ihre Muskeln wieder zum Leben.

diese einfach hinauskomplimentiert. Der Muskel passt sich an und verkümmert zum »Büromuskel«: Leicht verfettet, schwach und oft verspannt.

Mit dem folgenden Kraftprogramm können Sie den Spieß einfach umdrehen, die Uhr wieder zurückdrehen und den Tausch rückgängig machen. Muskeln kann man das ganze Leben lang trainieren. Sie müssen Ihre Muskeln nur spüren lassen, dass sie gebraucht werden. Mit ein paar Kräftigungsübungen erwecken Sie Ihre Muskeln wieder zum Leben.

Und noch eine weitere gute Nachricht: Wenn Sie Ihre Muskeln beim Nordic-Kraftprogramm ackern lassen, produziert Ihr Körper Hormone wie Wachstumshormon und Testosteron. Zirkuliert mehr Testosteron in Ihrem Körper, sind Sie plötzlich hellwach und voller Energie. Probieren Sie es selber aus: Überwinden Sie sich nach einem hartem Arbeitstag zu einer Runde Krafttraining und Sie werden überrascht sein. Anstatt auf dem Sofa vor dem Fernseher zu versumpfen, sind Sie voller Tatendrang und nutzen den Abend. Das ist die Kraft des Testosterons. Auch sein Partner, das Wachstumshormon, schenkt Ihnen ein Stück Jugend zurück. Es lässt als anaboles Hormon die Muskeln wachsen und ist der stärkste Fettverbrenner.

Mit jedem Gramm Muskulatur gewinnen Sie ...

Wenn Sie zusätzlich zu Nordic Walking mit dem Nordic-Muskelworkout Ihre Muskeln stählen, gewinnen Sie auf ganzer Linie:

- Straffes Körpergewebe,
- wohlgeformte Körperpartien,
- erhöhte Körperspannung,
- gute, aufrechte Haltung,
- verbesserte Stabilität und Führung der Wirbelsäule und der Gelenke und dadurch:
  - verbesserte Gelenkmechanik und Gelenkfunktion,
  - verminderte Belastung der Wirbelsäule (Bandscheiben) und der Gelenke,
  - bei gleichzeitig erhöhter Belastbarkeit der Gelenke und der Wirbelsäule,
  - verringerter Verschleiß an Wirbelsäule und Gelenken,
- mehr »Power- und Junghormone« wie Testosteron und Wachstumshormon.

Das passiert, wenn Sie Ihre Muskeln kitzeln

Wenn man Muskeln trainiert, werden diese kräftiger. Das merken Sie sehr rasch. Sie werden feststellen, dass Ihnen die Übungen schon nach drei Wochen erheblich leichter fallen. Die Steigerung der Muskelkraft ist auf unterschiedliche Mechanismen zurückzuführen:

- Ein Muskel besteht aus mehreren Millionen Muskelfasern, die im Muskel parallel angeordnet sind. Packt ein untrainierter Muskel an, so arbeiten nur 70 Prozent der Muskelfasern gleichzeitig. Der Rest liegt brach und wird für die Kraftentfaltung nicht eingesetzt. Ein trainierter Muskel kann 90 Prozent seiner Muskelfasern gleichzeitig einsetzen und erreicht dadurch eine deutlich höhere Kontraktionsstärke. In der Fachsprache nennt man diese Leistung eine verbesserte **intramuskuläre Koordination**, das heißt das Zusammenspiel der Muskelfasern ist optimiert.
- Bringen Sie einen Muskel an seine Grenzen und belasten Sie ihn in einer Weise, die er nicht gewohnt ist, erschrickt er. Er baut, damit ihm das gleiche nicht noch einmal passiert, aus Eiweiß neue und stärkere Strukturen auf. Er vermehrt die kontraktilen Filamente, die Muskelstrukturen, die das Zusammenziehen des Muskels bewirken. Der Muskel wird dicker und kräftiger und ist so für die nächste Belastung besser gewappnet. In der Sportwissenschaft nennt man das Dickenwachstum des Muskels **Hypertrophie.**
  Sie müssen Ihre Muskeln jedoch fordern und aus der Reserve locken, damit etwas passiert. Wenn Sie Ihre Muskeln nur »streicheln«, denken sich diese: »Das schaffen wir doch mit links – was sollen wir da ändern«. Man spricht bei einer Belastung, die Aufbauprozesse auszulösen vermag, von einem überschwelligen, **trainingswirksamen Reiz**.
  Ein leichter Muskelkater ist nichts Schlimmes. Er ist das beste Zeichen dafür, dass Sie die Reizschwelle überschritten haben und Ihre Muskeln die Notwendigkeit sehen, etwas zu verändern. Einen starken Muskelkater sollten Sie hingegen vermeiden. Denn das bedeutet, dass viele und stärkere Kleinstverletzungen innerhalb der Muskelfasern vorliegen.
- Machen Sie eine Kräftigungsübung, bei der Sie gerade 10 bis 15 Wiederholungen schaffen, reagiert Ihr Muskel mit Dickenwachstum. Er baut vermehrt neue Muskelstrukturen auf und die **Maximalkraft** des Muskels verbessert sich.
- Machen Sie eine Übung, die Ihnen leichter fällt, so dass Sie 20 bis 30 Wiederholungen schaffen, fordern Sie den Stoffwechsel im Muskel und es verbessert sich vor allem die **Kraftausdauer** des Muskels, seine Fähigkeit über einen längeren Zeitraum Kraftleistungen zu vollbringen. Auch die Maximalkraft verbessert sich durch ein derartiges Training, allerdings ohne allzu großes Dickenwachstum.

Grundregeln für das Kraftprogramm

Muskeln kitzeln: Nur wenn der Muskel richtig gefordert wird, sieht er die Notwendigkeit etwas zu verändern. Machen Sie die Übungen 8–15mal. Haben Sie noch Kraft, hängen Sie ein paar weitere Wiederholungen dran.

Um einen wirksamen Reiz zu setzen, sollte jede Übung 2–3mal (2–3 Sätze) ausgeführt werden.

Tiefe Atmung: Atmen Sie tief und rhythmisch. Atmen Sie während der Belastung fließend aus. Wenn Sie die Luft anhalten oder mit einer »Pressatmung« atmen, schießt der Blutdruck in die Höhe. Das belastet das Herz und die Gefäße.

Haltung wahren: Achten Sie auf eine gute, aufrechte Haltung. Versuchen Sie, während der Übungen eine Körperspannung von Kopf bis Fuß aufzubauen.

Je häufiger, desto besser: Führen Sie das Nordic Muskelworkout mindestens 2mal, besser 3mal in der Woche aus. So machen Sie die größten Fortschritte.

Die wichtigsten Kräftigungsübungen

Kräftige Arme

Stützen Sie sich im aufrechten Stand bei leicht gegrätschten Beinen mit den Stöcken hinter dem Körper ab. Setzen Sie sich nach hinten ab und beugen die Knie. Die Arme winkeln sich dabei an. Drücken Sie sich mit den Armen wieder nach oben, indem Sie die Ellenbogen strecken. Die Beine bleiben möglichst passiv.

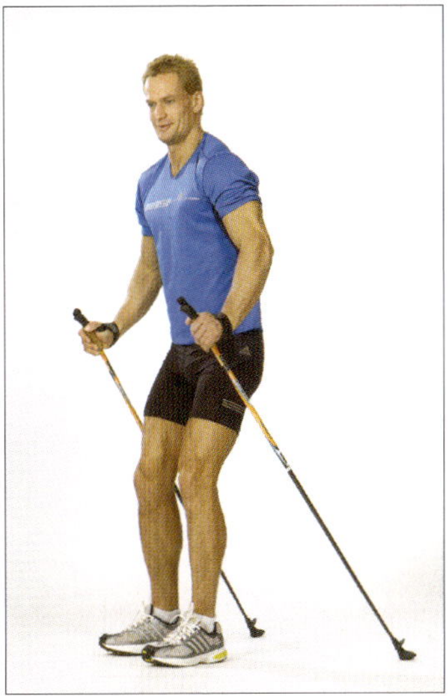

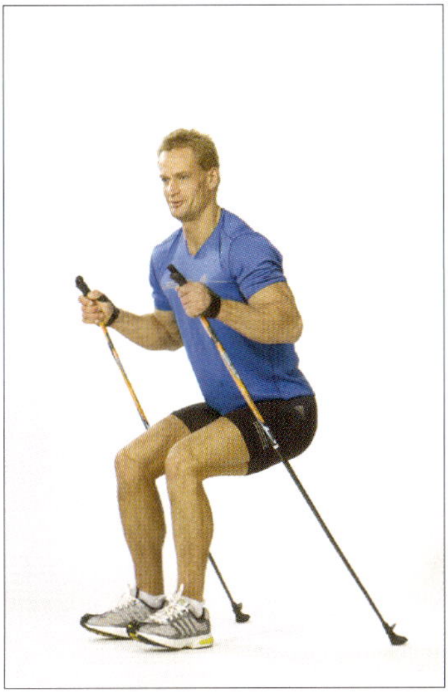

Straffe Brust

Sie stehen mit leicht gegrätschten Beinen, leicht gebeugten Knien und geradem Rücken. Bauen Sie im gesamten Körper eine Muskelspannung auf. Lehnen Sie sich nach vorne und stützen Sie sich nach vorne mit den Stöcken ab. Die Füße haben nur mit den Ballen Bodenkontakt. Jetzt beugen Sie langsam die Arme und strecken sie wieder. Die Ellenbogen schauen dabei nach außen.

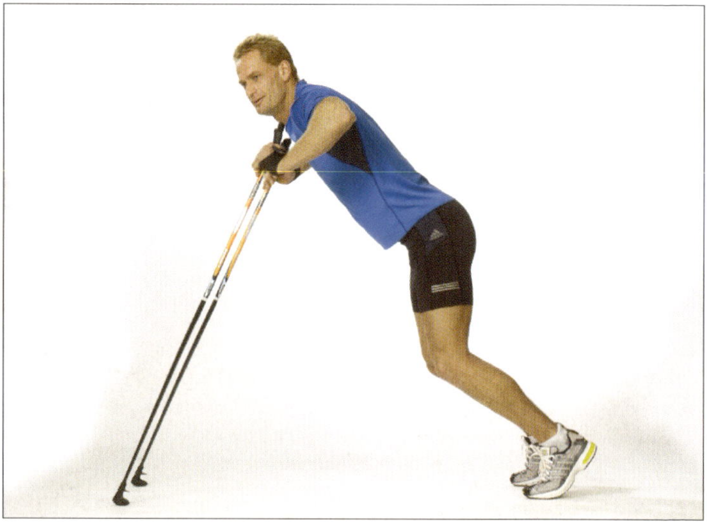

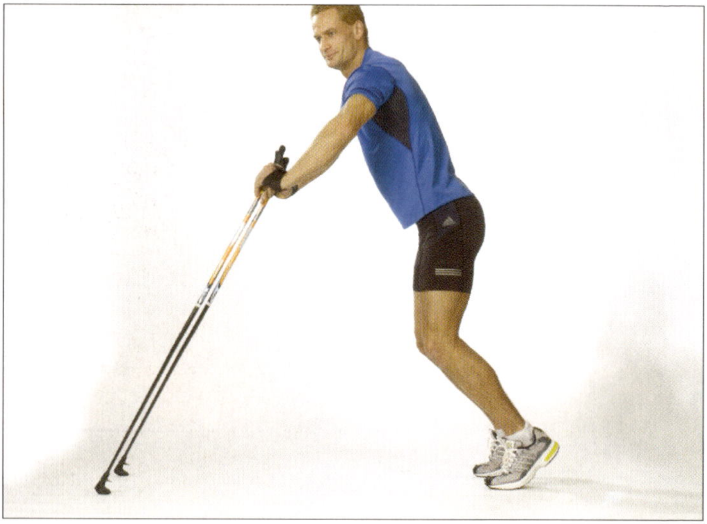

Starkes Kreuz

Sie stehen aufrecht, mit leicht gegrätschten Beinen. Greifen Sie die Stöcke mit beiden Händen in Schulterbreite. Beugen Sie die Beine und neigen Sie mit geradem (!) Rücken Ihren Oberkörper nach vorne. Führen Sie die Stöcke mit gestreckten Armen nach vorne-oben. Beugen Sie dann die Arme und ziehen Sie die Stöcke hinter den Kopf in den Nacken. Ziehen Sie in der Endphase die Schulterblätter kräftig nach hinten-unten an die Wirbelsäule. Dann strecken Sie die Arme wieder nach vorne-oben aus.

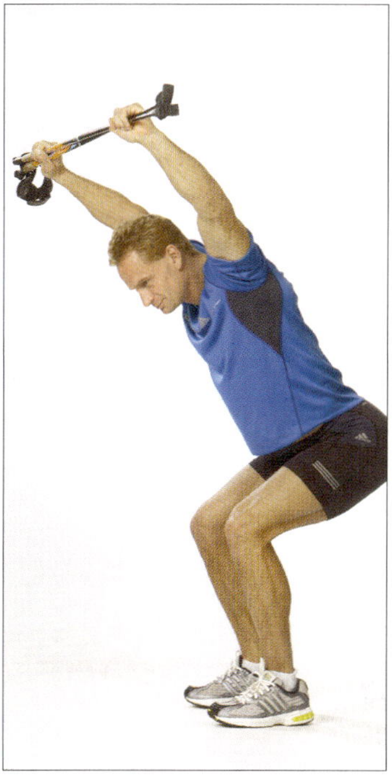

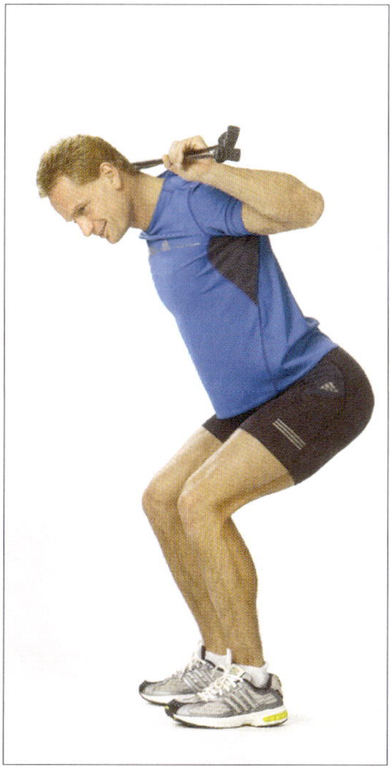

Kräftige Beine
Stützen Sie sich im aufrechten Stand mit den Stöcken hinter dem Körper ab. Heben Sie ein Bein ab und machen Sie mit dem anderen Bein eine Kniebeuge, indem Sie sich nach hinten absetzen und langsam wieder hochkommen, ohne dabei das Knie ganz durchzustrecken. Das Knie bleibt während des ganzen Bewegungsablaufs über dem Fuß und wandert nicht über die Zehenspitzen nach vorne. Die Arme dürfen je nach Bedarf das Bein etwas unterstützen.

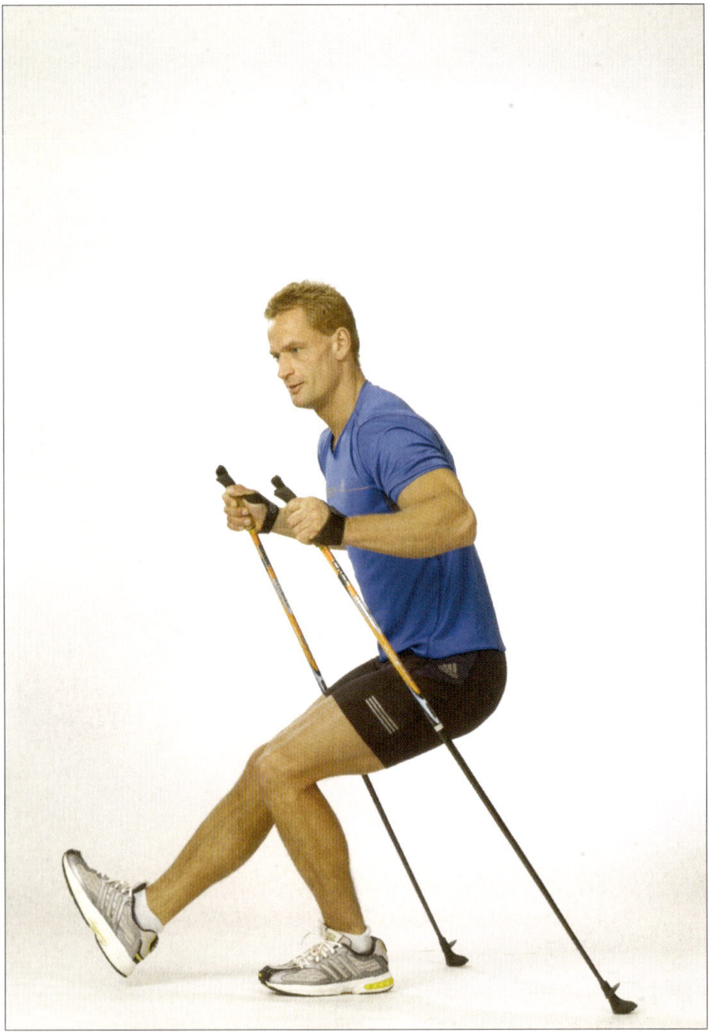

Knackiger Po

Ausgangsstellung Einbeinstand, das Standbein ist leicht gebeugt. Stützen Sie sich mit den Stöcken nach vorne ab und neigen mit geradem Rücken den Oberkörper nach vorne. Strecken Sie jetzt das abgehobene Bein in der Hüfte mit gebeugtem Knie (90°) langsam nach hinten-oben. Führen Sie das Bein langsam 15 cm zurück, um es dann wieder nach oben zu strecken. Halten Sie bei der Übung Spannung im Bauch, damit Sie nicht ins Hohlkreuz ausweichen.

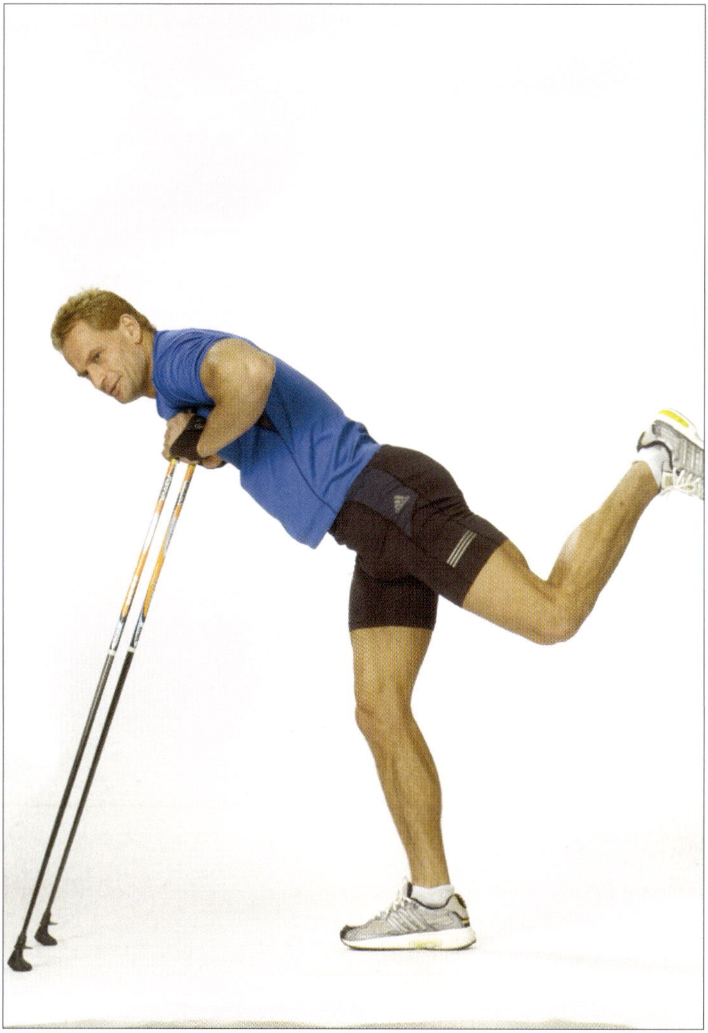

Straffe Hüften

Ausgangsstellung Einbeinstand, das Standbein ist leicht gebeugt. Spreizen Sie das andere Bein langsam zur Seite ab. Ziehen Sie dabei die Zehen des Beines in Richtung Schienbein und strecken Sie das Knie durch. Der Fuß zeigt nach vorne und dreht nicht zur Seite weg. Führen Sie die Übung mit beiden Beinen im Wechsel aus.

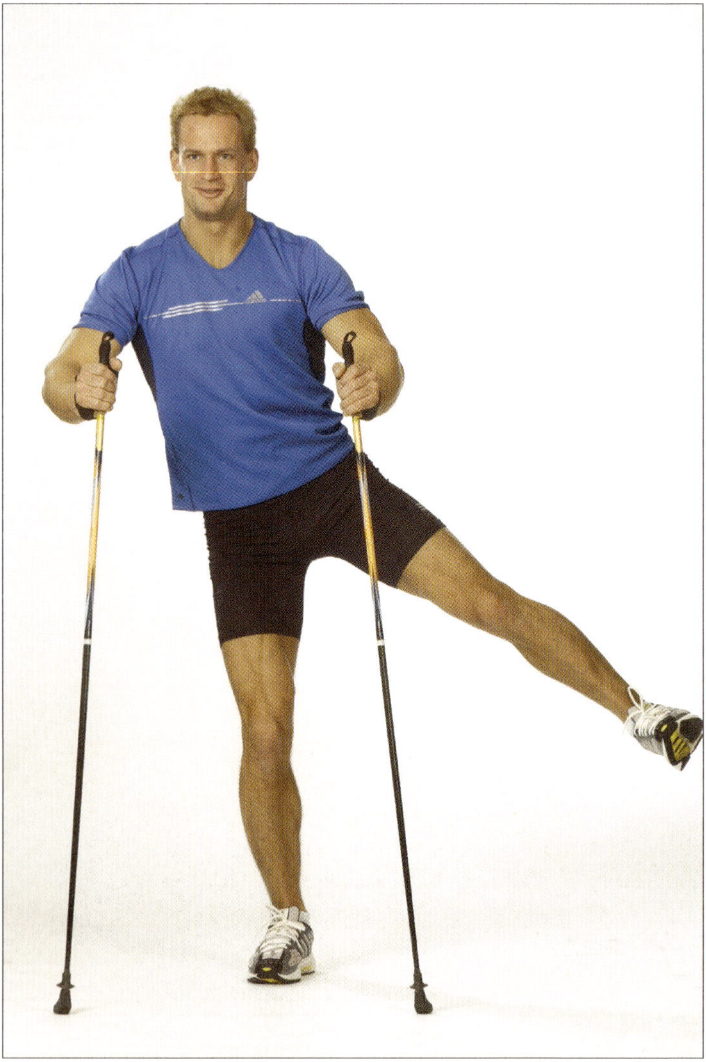

Waschbrettbauch

Stellen Sie die Beine in Rückenlage an. Halten sie die Stöcke mit beiden Händen vor dem Körper. Drücken Sie die Lendenwirbelsäule auf den Boden, heben Sie den Kopf und den Oberkörper vom Boden ab und schieben Sie die Stöcke entlang Ihrer Oberschenkel in Richtung Knie. Halten Sie beim Zurückgehen die Spannung im Bauch und gehen Sie ohne Ablegen nahtlos zur nächsten Wiederholung über.

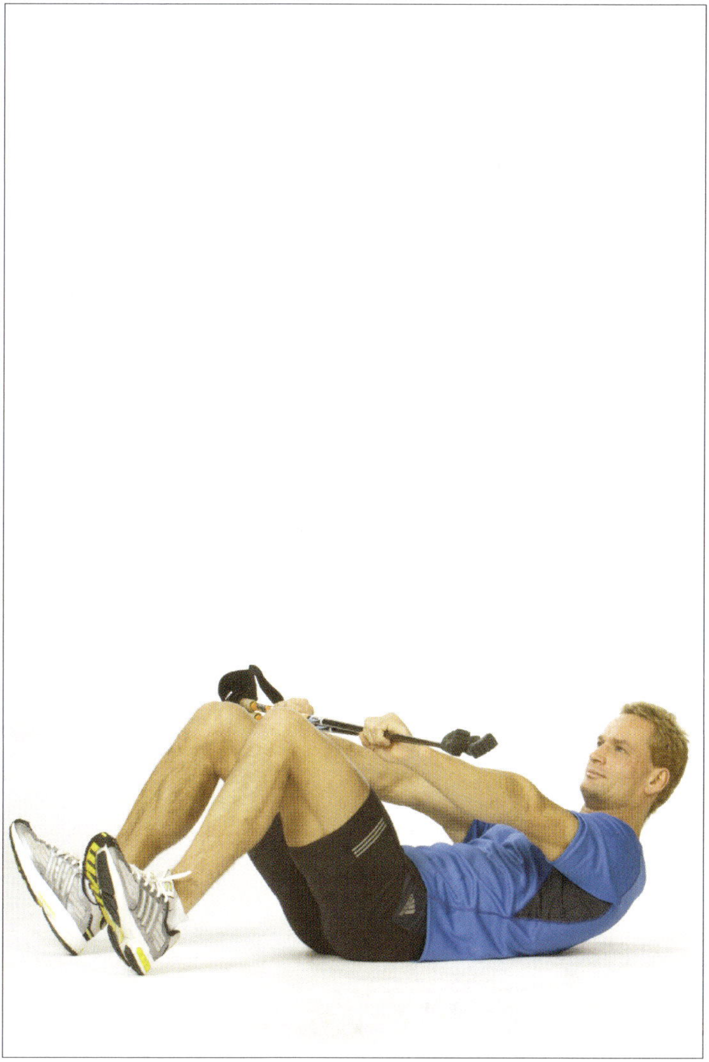

Kräftiger Rücken
Halten Sie die Stöcke in Bauchlage mit beiden Händen oberhalb des Kopfes, der mit der Stirn auf dem Boden aufliegt. Heben Sie jetzt Arme und Kopf vom Boden ab und das Brustbein leicht an. Der Blick bleibt zum Boden gerichtet. Ziehen Sie die Stöcke nach hinten in den Nacken und strecken dann langsam die Arme nach vorne aus ohne sie abzulegen.

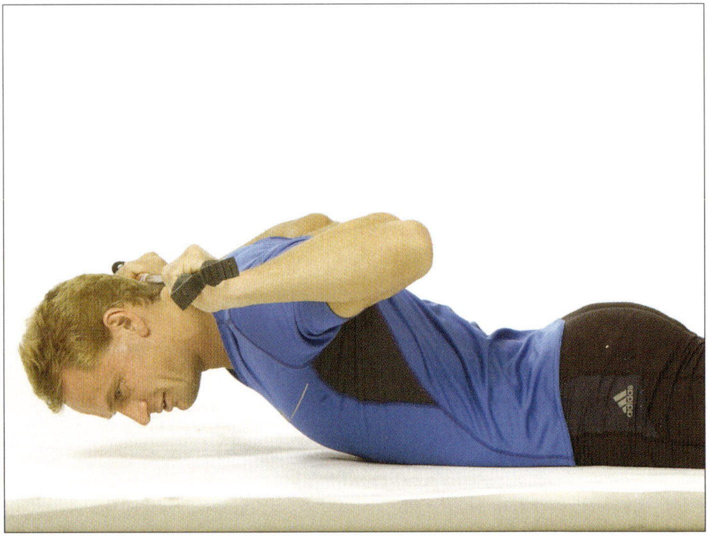

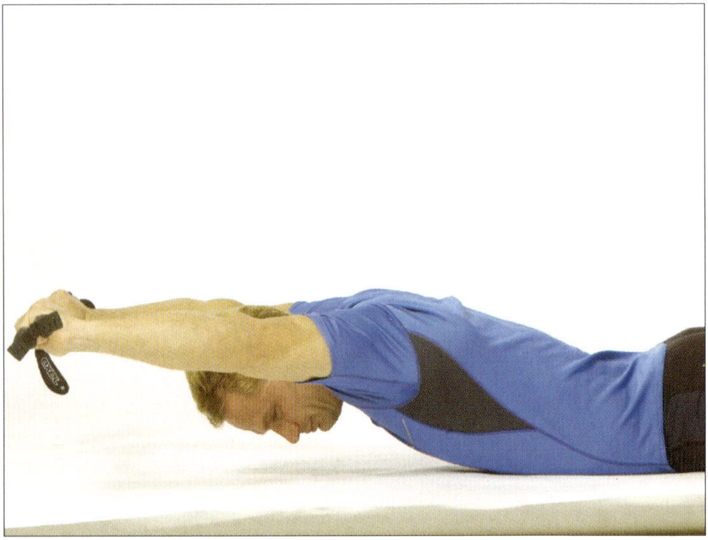

Kapitel 10: Trainingsvariationen für Fortgeschrittene

Nordic Walking ist extrem vielseitig. Zahlreiche Übungs- und Trainingsformen ermöglichen eine variable Gestaltung der Belastung. Ganz egal ob Anfänger oder Profi, jeder kann sich optimal belasten. Im Folgenden finden Sie Trainingsvariationen für unterschiedliche Leistungsgruppen, mit denen Sie Ihr Training versüßen können. Während das Intervalltraining für jedermann geeignet ist, stellt Nordic Jogging eine sinnvolle Ergänzung für die Sportlichen dar, denen Walking zu wenig ist. Das Power-Programm für Kracks ist eine Herausforderung für jüngere Sportskanonen.

Intervalltraining

Beim Intervalltraining wechseln sich Sequenzen mit hohem Tempo und Dynamik mit lockeren Sequenzen ab. Geben Sie während der Belastungsphase Gas, wird Ihr Herz-Kreislauf-System und die Muskulatur stark beansprucht. Das Herz schlägt schneller, die Muskeln leisten vermehrt Kraftarbeit. Beim lockeren Gehen in der »Pause« können Sie sich wieder erholen. Durch den Wechsel zwischen Anstrengung und aktiver Erholung werden Herz-Kreislauf-System und Muskulatur intensiv trainiert, ohne dass der Körper überlastet wird. Das führt schnell zu einem Leistungssprung. Auch Ihre Technik verbessert sich durch die Intervalle spielend. Die Bewegungskoordination wird geschult, die Technik dynamischer und effektiver.

Bauen Sie nach Lust und Laune in Ihr Training mehrere Belastungssequenzen von jeweils fünf Minuten ein. Walken Sie zügig mit dynamischer Technik und kräftigem Armeinsatz. Sie dürfen dabei Ihren Schwellenpuls erreichen, sollten ihn jedoch nicht überschreiten. Danach walken Sie bei gemütlichem Tempo mit lockerem Armeinsatz, bis sich der Puls wieder erholt hat. Warten Sie ab, bis der Puls unter 130 Schlägen pro Minute fällt, bevor Sie zum nächsten Spurt ansetzen.

Tipp: Intervalle sind eine ausgezeichnete Möglichkeit, die Leistung des Herz-Kreislauf-Systems und der Muskulatur zu steigern. Ferner verhelfen Sie zu einer dynamischen, effektiven Technik.

Nordic Jogging

Sie haben beim Nordic Walking in den letzten Wochen schon ordentlich Kondition getankt, gehören von Haus aus zu der sportlichen Sorte und dürsten nach mehr? Dann können Sie Ihr Training bereichern, indem Sie kurze Laufsequenzen einbauen. Denn selbstverständlich kann man mit den Nordic Walking Stöcken auch joggen. Doch Vorsicht: Das ist anstrengend und der Puls schnellt leicht in die Höhe. Beginnen Sie zunächst mit kurzen Intervallen von ein bis zwei Minuten. Sie dürfen sich an Ihren Schwellenpuls herantasten, diesen jedoch nicht überschreiten. Walken Sie zwischen den Intervallen bei mäßigem Tempo. Bevor Sie wieder abheben und in die nächsten Runde starten, sollte der Puls auf 130 Schläge/Minute gesunken sein.

Beginnen Sie zunächst mit drei bis fünf Intervallen. Mit wachsender Kondition können Sie die Anzahl der Intervalle steigern. Falls Sie sich immer noch unterfordert fühlen, dehnen Sie die Dauer der Intervalle auf drei bis fünf Minuten aus. Sportskanonen schaffen es nach einer Weile, eine halbe Stunde am Stück mit Stockeinsatz zu laufen.

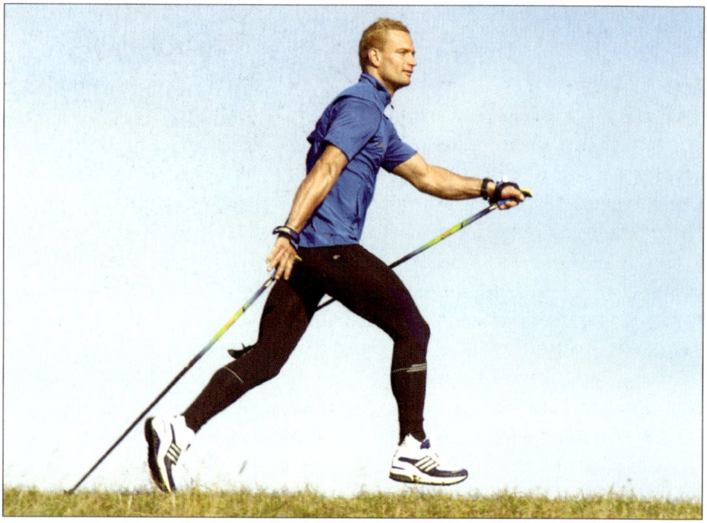

Haben Sie walkender Weise schon eine gute Kondition aufgebaut, dann heben Sie ab und bauen kurze Nordic-Jogging-Sequenzen in Ihr Training ein.

Selbst für ambitionierte Läufer stellt das Laufen mit den Stöcken eine große Bereicherung des Trainings dar. Die Beine werden entlastet, während Puls und Kalorienverbrauch in die Höhe geschraubt werden. So lassen sich Herz-Kreislauf-System und Stoffwechsel trainieren, während sich die Beinmuskulatur von den Strapazen des letzten Trainings erholt. Als positiver Nebeneffekt werden die vernachlässigten Muskeln des Läufer-Oberkörpers gestählt.

Das Power-Programm für Cracks

Selbst ambitionierte Sportler kommen mit Nordic Walking voll auf ihre Kosten, war es doch gerade der Leistungssport, der diese Sportart hervorgebracht hat. Ursprünglich als Training im Sommer für Spitzenathleten im Bereich Langlauf entwickelt, bietet das Training mit Nordic-Walking-Stöcken eine Vielfalt an Trainings- und Belastungsvariationen. Das folgende Programm beinhaltet Übungsformen, die primär Schnelligkeit, Schnellkraft und Sprungkraft trainieren. Es sollte den Sportlichen und Jüngeren unter Ihnen vorbehalten bleiben, da es ein gewisses Verletzungsrisiko in sich birgt.

Führen Sie die Übungsformen zunächst auf griffigem Gelände in der Ebene aus. Suchen Sie sich einen Weg oder eine Fläche ohne Wurzeln, Steine und Löcher, damit Sie sich nicht den Fuß vertreten. Um die Intensität zu steigern, lassen sich die Übungen auch an einer Steigung ausführen. Führen Sie dazu die Laufvariationen hangaufwärts aus und traben Sie zur Erholung locker wieder bergab. Bevor Sie zum nächsten Start antreten, sollte der Puls unter 120 Schläge pro Minute gefallen sein. Machen Sie kürzere Pausen (ca. eine Minute), so trainieren Sie vermehrt die Schnelligkeitsausdauer, bei längeren Pausen (ca. drei Minuten) die Schnelligkeit und Schnellkraft. Wichtig ist, dass Sie sich vor dem Programm gut aufwärmen.

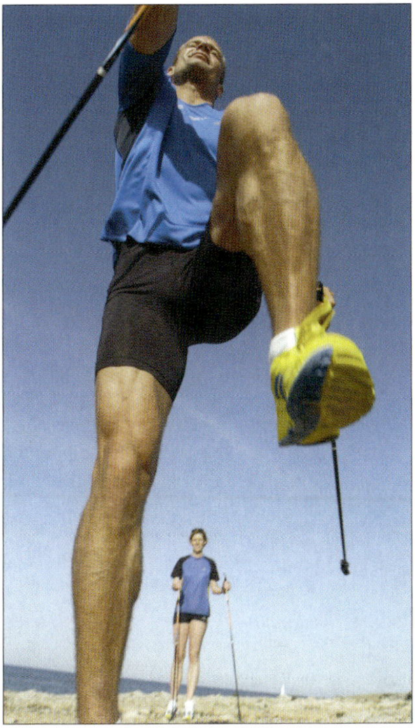

Sprunglauf

Beim Sprunglauf machen Sie möglichst hohe und weite Schritt-Sprünge. Laufen Sie auf den Fußballen und unterstützen Sie die Beinarbeit mit einem kräftigen Abdruck von den Stöcken.

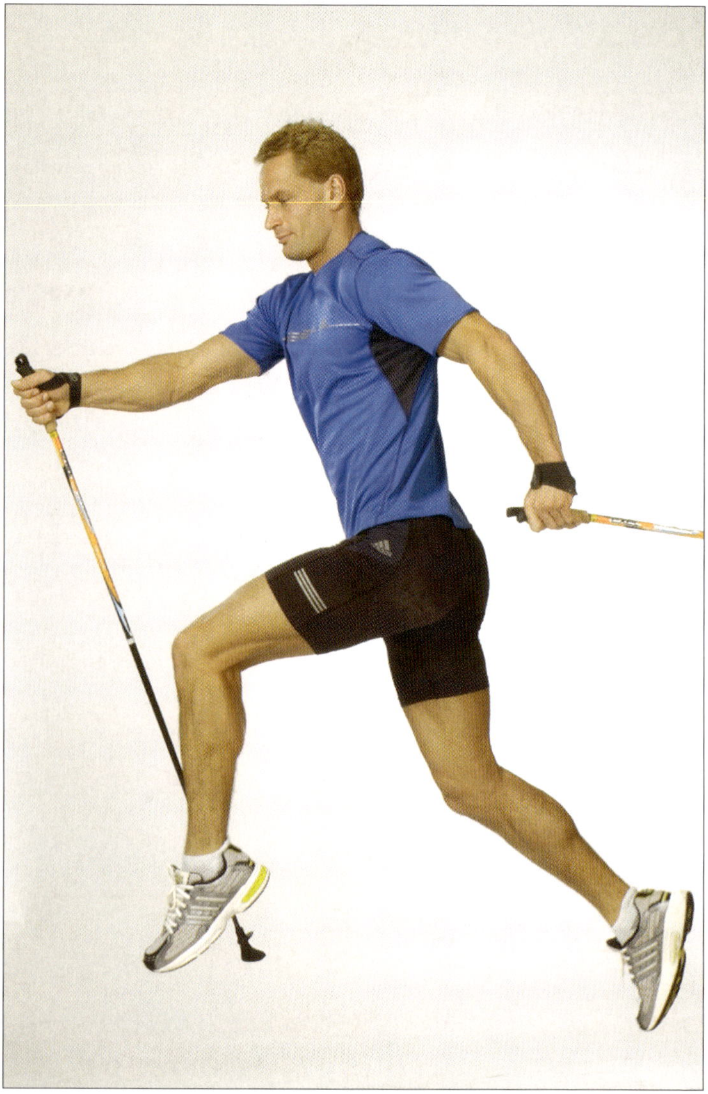

Hopserlauf

Beim Hopserlauf landen Sie nach dem Sprung auf dem Absprungbein, bevor das Bein der Gegenseite zum Absprung ansetzt. Sie kennen den Bewegungsablauf bestimmt noch aus Ihrer Jugend. Achten Sie auf einen dynamischen Schwungbeineinsatz und drücken Sie sich kräftig mit den Stöcken ab.

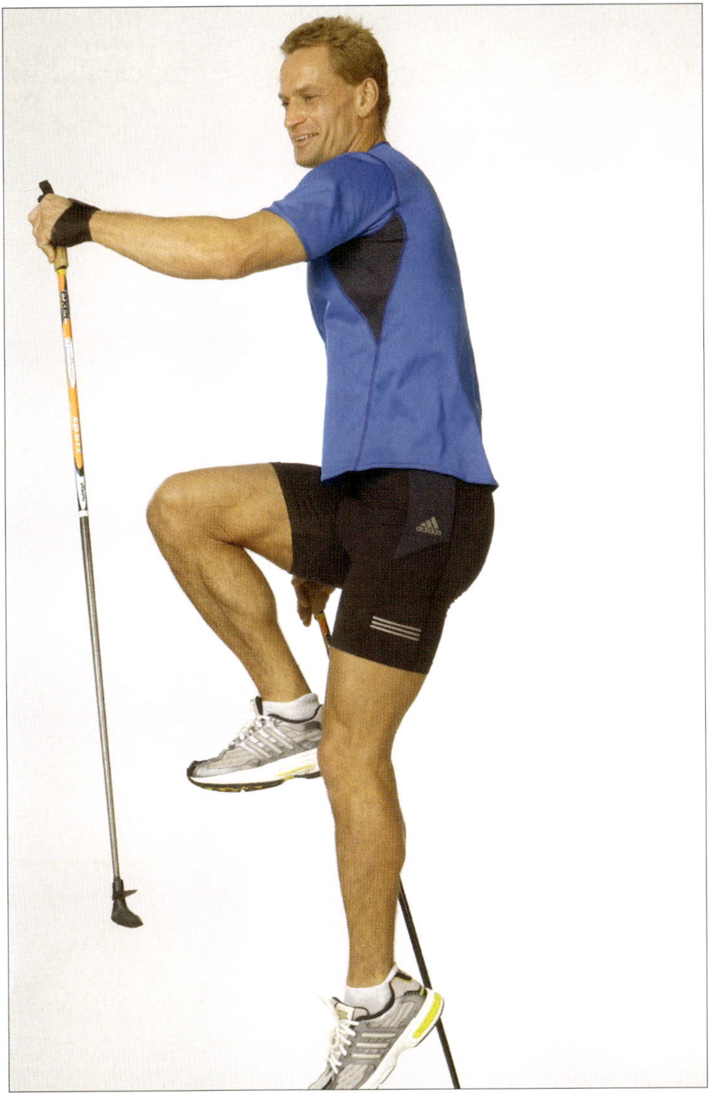

Skatingsprünge

Die Skatingsprünge sind ähnlich wie die Schrittsprünge beim Sprunglauf. Machen Sie jedoch die Schritte nicht gradlinig nach vorne, sondern schräg nach links und rechts zur Seite, wie bei der Skating-Technik. Die Stöcke zeigen leicht schräg zur Seite und unterstützen die Arbeit der Beine.

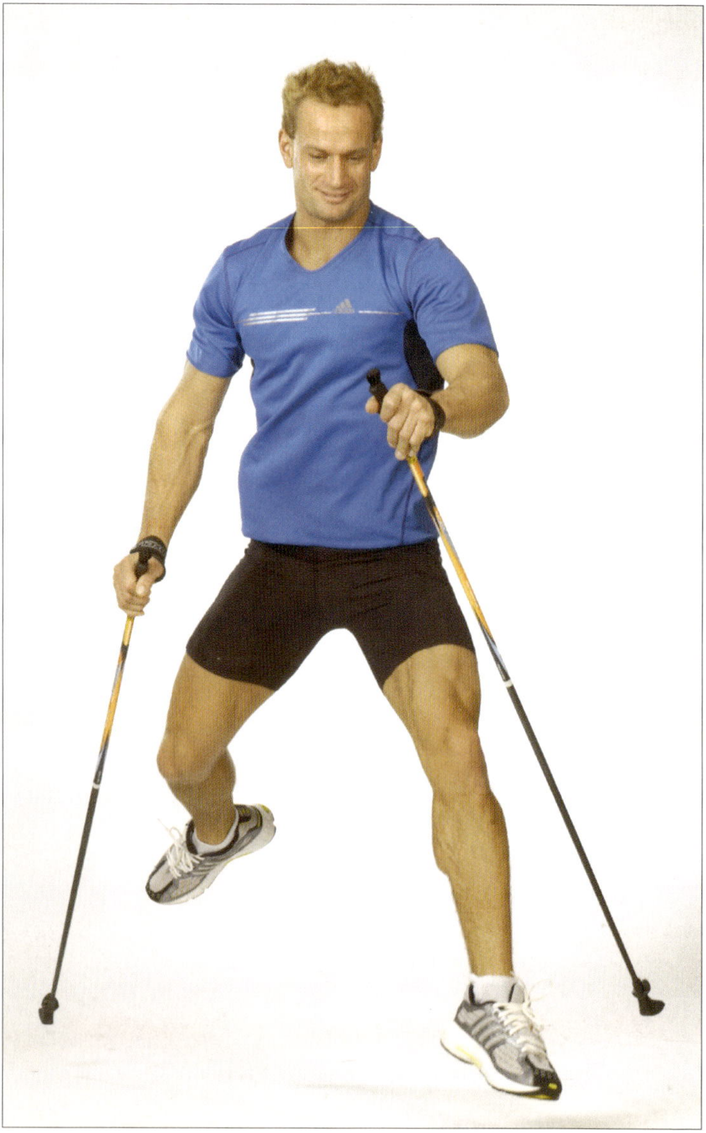

Literatur

Czioska, F.: Der optimale Laufschuh.
Meyer & Meyer Verlag, Aachen(2000).

Evjenth, O., Hamberg, J.: Autostreching
Alfta Rehab Verlag (1997).

Gerig, U.: Richtig Walking. BLV, München (2001).

Petracic, B.; Röttgermann, F. -J. ; Traencker, K .-Ch.: Optimiertes Laufen.
Meyer & Meyer Verlag, Aachen(1997).

Steffny, H.: Walking.
Südwest Verlag, München (2001).

Weineck, J.: Optimales Training. Spitta Verlag, Balingen (2000).

Weineck, J.: Sportbiologie. Spitta Verlag, Balingen (2002).

Herstellerinfos/Bezugsadressen

Nordic Walking Stöcke:
Firma Exel
Meisenstrasse 3
83101 Rohrdorf-Thansau
Tel.:08031/2745111
Fax: 08031/2745318
E-mail: info@exel-d-de
Internet: www.exelsports.net

Pulsmesser:
Polar Electro GmbH Deutschland
Hessenring 2
64572 Büttelborn
Telefon: +49 (0)6152-9236-0
Fax: +49 (0)6152-9236-20
E-Mail: info@polar-deutschland.de
Internet: http://www.polar-deutschland.de